レジデントのための

血液教室

◆

日本医事新報社

レジデントのための
血液教室
ベストティーチャーに教わる全6章

埼玉医科大学病院総合診療内科教授
宮川義隆

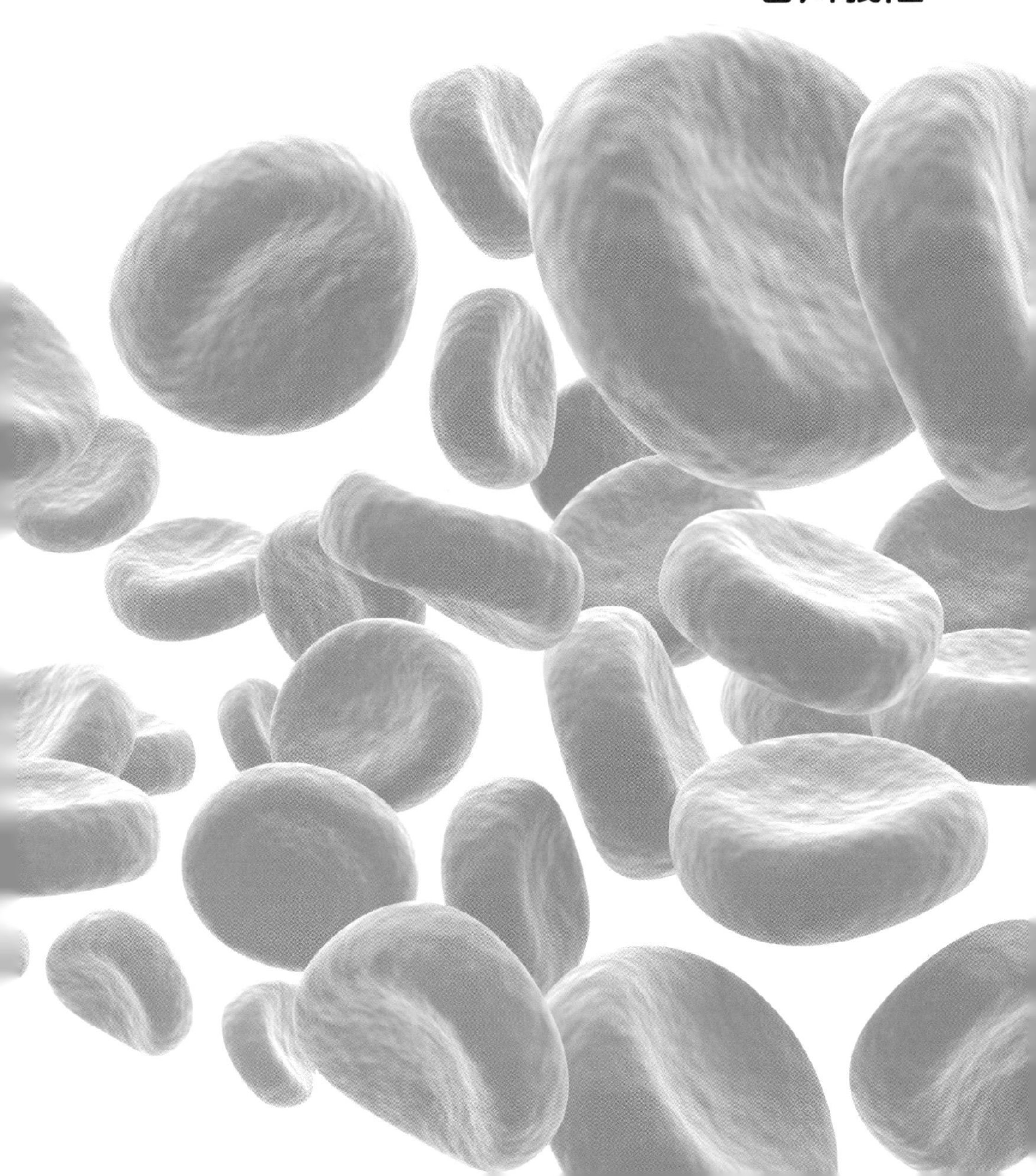

まえがき

ある日、日本医事新報社の編集部から丁寧な執筆依頼をいただきました。ベストティーチャー賞を受賞した教員による、研修医と若手医師のためのシリーズを企画しているということでした。「医学部の学生時代に習う血液学は難しいし、初期研修でローテートする人も少ないので、この手の本は売れませんよ」と、お答えしました。

ところが、編集担当のＭ氏は、とても熱心です。私がその気になるまで、のんびり１年でも待ちますと譲る気配がありません。喫茶店で苦みの利いたコーヒーを一緒に飲みながら、良い書籍を作りたいという編集者の想いを伺いました。そして、血液専門医がいなくても、レジデントが自分の力で診断と初期対応ができるように、臨床に即した実用的な本を作ろう、ということになったのです。

新しい企画なので、ユーモア満載 (^^)/ にしようと決めました。私が読者に伝えたいポイントを選び出し、Ｍ氏が下絵を作り、売れっ子イラストレーターの「かみじょーひろ」さんが、パンチの効いた楽しい絵を入れてくださいました。当直中に、あるいは通勤途中に、イラストをお楽しみいただきながら、診断のコツや落とし穴について学んでいただければ幸いです。

本書はいわゆる教科書ではありません。当然、血液学のすべてを網羅しているわけではありません。医学部の講義やゼミでお話ししている私の成功体験や失敗談を、そのまま文字にしたものです。

日々の診療に役立つ基礎知識から、最新の治療まで、どのページからでも読めるよう工夫しました。この本がきっかけで、血液の病気と治療について興味を持っていただければ嬉しく思います。

令和元年６月吉日

宮川義隆

目次

第1章 赤血球の異常

第2章 白血球の異常

第3章 急性白血病

第4章 骨髄系腫瘍

第5章 リンパ系腫瘍

第6章 止血機構の異常

第1章

赤血球の異常

鉄欠乏性貧血パーフェクトガイド

- ◉血清フェリチン低下があれば、鉄欠乏性貧血。
- ◉胃がん、大腸がん、子宮がんを見落さないこと。
- ◉氷を食べる異食症、爪の変形、舌炎が特徴。

- **鉄欠乏性貧血**は、最も患者数が多い血液疾患である。女性ホルモン分泌量が多い若い女性は、月経血の量も多く、約1割が鉄欠乏性貧血となる。
- 症状は多彩で、疲れやすい、息切れ、立ちくらみに加えて、爪が薄く割れやすくなる。氷、茶葉を食べる異食症も特徴である。
- 中高年の鉄欠乏性貧血では、消化管のがん（胃がん、大腸がん）と子宮がんを見落としてはいけない。
- 鉄欠乏による貧血、舌炎、嚥下困難があれば、**Plummer-Vinson 症候群**と診断する。鉄欠乏による**口内炎**、**口角炎**、**舌炎**（舌が赤く平滑になり、痛みを伴うこともある）は、自覚症状として気が付きやすい。**嚥下困難**は、頸部食道の内側にできる粘膜ヒダが原因である。
- いずれも鉄剤の補充により、速やかに軽快する。

診察のポイント

- 問診で、労作時の息切れ、疲れやすさ、立ちくらみ、動悸などの自覚症状を確認する。理学的所見としては、眼瞼結膜の貧血、青白い顔（いわゆる顔色が悪い）のが特徴である。
- 教科書に記載されている**さじ状爪**（スプーン状に陥没した爪）に出くわすことは稀である。若い女性患者には、爪が薄くて割れやすいか、爪を伸ばせず困っていないか質問すると、回答を得やすい。
- **異食症**（pica）は異味症とも呼ぶ。pica はカササギを指すラテン語で、この鳥は何でも食べることに由来する。海外の教科書には土、壁、チョーク、糞便、毛髪、釘を食べることがあると記載されているが、日本の女性は氷や茶葉を食べるのが特徴で、海外よりも奥ゆかしい。
- 女性患者には**月経過多**について問診する。以前と比べてナプキンの交換回数が増えた、日中でも夜用の大きなナプキンを使わないといけない、タンポンとナプキンを重ねて使う、レバーのような血の塊が多く出る、などの場合は**子宮筋腫**や**子宮内膜症**の合併を疑う。生理でない時に性器出血があれば、子宮がんを疑う。

- 男性と閉経後の女性の鉄欠乏性貧血は、胃十二指腸潰瘍、胃がん、大腸がん、痔核などによる**消化管出血**を念頭に、精密検査を行う。なお、胃を切除すると無酸症となり、十二指腸における鉄の吸収が減る。

検査

- 血清**ヘモグロビン**と血清**フェリチン**値が低値であれば、鉄欠乏性貧血と診断する。血清鉄の低値と**総鉄結合能**（**TIBC**）の高値は、補助診断に有効である。
- 慢性経過による鉄欠乏性貧血は**小球性**となるが、急性期は**正球性**である。
- 嚥下困難があり Plummer-Vinson 症候群を疑う場合、胃透視または上部内視鏡検査で、食道胸部の胃粘膜ヒダを確認する。

鑑別診断

- **慢性疾患に伴う貧血**（anemia of chronic disease：**ACD**）も小球性となるが、フェリチンが低値とならず、TIBC も上昇しないので、鉄欠乏性貧血と簡単に鑑別診断がつく。ACD は感染症、がん、膠原病などの基礎疾患があることから、**症候性貧血**とも呼ぶ。

鉄喪失の主な原因は年齢によって違う

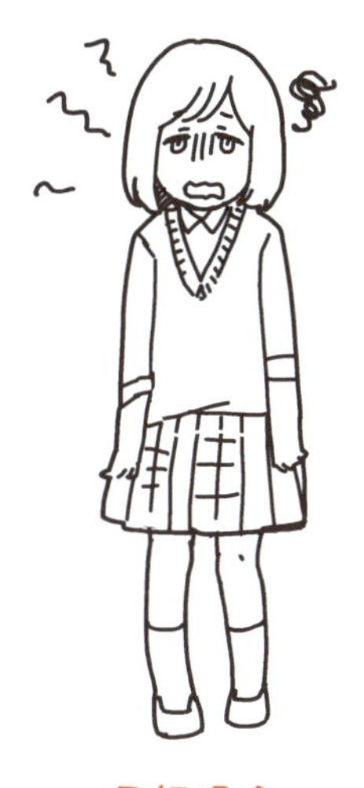

月経過多

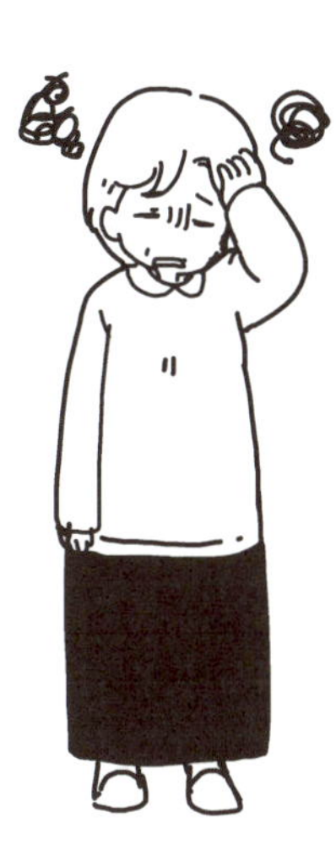

子宮筋腫
子宮内膜症

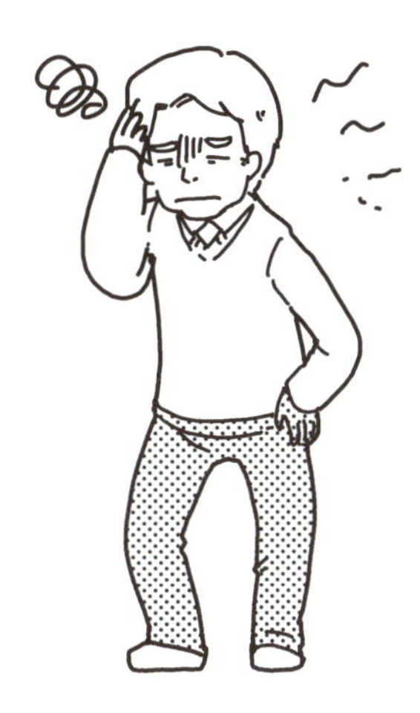

消化管出血
（潰瘍、がん、痔）

赤血球の指標

	意味	基準値	分類
平均赤血球容積 MCV	赤血球１個の大きさ（平均値）	81 ～ 100 fL	小球性≦ 80
			正球性 81 ～ 100
			大球性≧ 101
平均赤血球 Hb 濃度 MCHC	赤血球１個あたりの Hb 濃度	31 ～ 35 %	低色素性≦ 30
			正色素性 31 ～ 35

赤血球の大きさ（MCV）による貧血の分類

小球性貧血	正球性貧血	大球性貧血
鉄欠乏性貧血 慢性疾患に伴う貧血（ACD） サラセミア 鉄芽球性貧血	急性出血 溶血性貧血 腎性貧血 再生不良性貧血 白血病	巨赤芽球性貧血 （ビタミン B_{12} 欠乏、葉酸欠乏） 骨髄異形成症候群

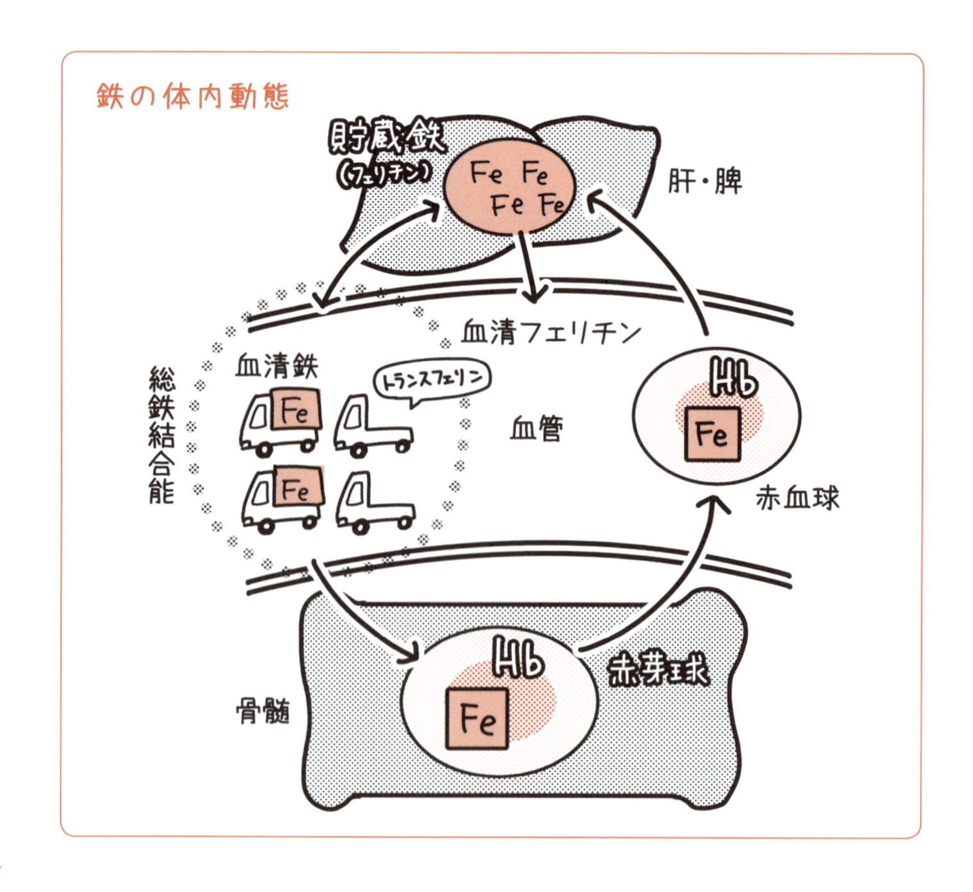

治療

- 鉄剤（内服薬）を1日100mg程度、血清ヘモグロビン値とフェリチン値が正常化するまで、数ヵ月間内服する。鉄剤を開始すると約1ヵ月でヘモグロビン値は改善するが、フェリチン値が正常化するまで貯蔵鉄を増やさないと、数ヵ月後に再発する危険性がある。
- 鉄剤の副作用は、胃部不快感、便秘と下痢、腹部膨満感が多い。便が黒くなるのも特徴であり、あらかじめ患者に説明をしておくと良い。空腹時に鉄剤を飲むと消化器症状が出やすいため、夕食後に服用する。それでも胃部不快が続くのであれば、食事中に服用または胃粘膜保護薬を併用しても良い。
- ビタミンC製剤を併用すると、鉄が還元されて吸収率が高まることが期待される。昔はタンニン酸を多く含むお茶とコーヒーを避けるよう指導されていたが、最近、鉄の吸収阻害は少ないとわかったので、お茶を飲んでもよい。
- 外科医は鉄剤の静脈内注射を選択することが内科医より多い。鉄過剰症になりやすいため、総投与量をあらかじめ計算し、血清フェリチンを定期的に測定して500ng/mLを超えないよう注意する。また、鉄剤の注射はアレルギー症状を合併することもあり、内服治療を優先する。

専門医に紹介するタイミング

- 鉄欠乏性貧血の診断のポイントとして、月経血が多くなる過多月経（子宮筋腫、子宮内膜症）、消化管の潰瘍・がんを見落としてはいけない。鉄剤を投与しても貧血が改善しない場合は、サラセミアの可能性や、がんの見落としを念頭に改めて診断を見直す。
- たまにプライマリケア医が失敗するのは、貧血患者に安易に鉄剤を投与して、3ヵ月後に進行した胃がん、大腸がんが見つかることである。特に高齢患者や女性患者は、便のこと（便秘、黒いうんちが出ること）を恥ずかしく感じ、医療者に言わないことも多いため手遅れになりやすい。

Hb 2 なのに歩いて来院した患者

◉緩徐に進行する慢性貧血では、体調が悪くなるまで患者が受診しないことがある。
◉消化管、婦人科系の慢性出血による鉄欠乏性貧血を疑う。
◉がんを見落としてはいけない。

- 貧血の初診患者は数多く診察してきたが、Hb 2g/dL が筆者の外来での最低記録である。
- この中年女性患者は 20cm 大の子宮筋腫があり、それによる**鉄欠乏性貧血**であった。数年前から職場の健康診断で貧血を指摘されていたが、特に困っておらず放置していた。数ヵ月前から立ち仕事で疲れやすい、先月から歩くと息切れと動悸、たまに立ちくらみがあり来院した。
- 胃がん、大腸がんであれば、胃痛、便秘、腸閉塞などの腹部症状がすでに現れているケースであるが、婦人科疾患は受診が遅れやすい。

診察のポイント

- 極度の貧血で Hb 2g/dL ともなれば、顔色の悪さは明らかであり、眼球結膜は白くなる。また、貧血に伴う**心雑音**を聴取する。

隠れた出血源を探せ！

低
Hb
めまい
動悸
息切れ
子宮の病気？
胃がん？
大腸がん？

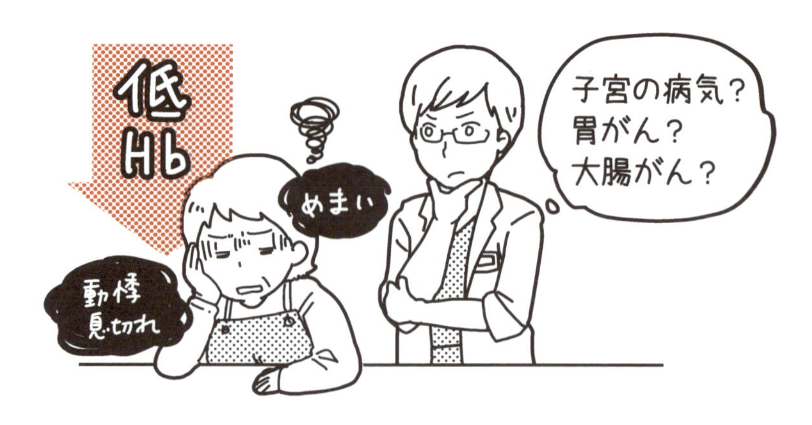

- さじ状爪がみられることは稀であるが、爪を伸ばすと割れやすいため短く切っているとか、爪が薄くなり爪切りを使うと割れやすい、といった訴えを聞くことがある。**二枚爪**になることもある。
- 問診では、息切れ、動悸、立ちくらみ、全身倦怠感を認める。氷を食べるなどの異食症を認めることもある。出血部位を探るため、体重減少（がんを疑う）、不正性器出血、過多月経、下血についても尋ねる。

検査

- 鉄欠乏性貧血では**小球性低色素性貧血**（MCV 低値、MCHC 低値）、網状赤血球の減少、血清鉄とフェリチン値の低下を認める。
- 便潜血、上下部内視鏡検査、婦人科診察を検討する。

鑑別診断

- 急性疾患であれば、Hb が極端に低下するまで患者が受診を我慢することはない。小球性貧血、血清鉄とフェリチン低値より鉄欠乏性貧血と診断する。慢性出血による鉄欠乏性貧血を疑い、消化管と子宮の病変を探す。
- 子宮については婦人科に依頼して、子宮がん、子宮筋腫、子宮内膜症の有無を確認する。
- 消化管疾患については便潜血陽性、CEA 高値のほか、腹部症状（胃痛、便秘、腹部膨満感など）があれば上下部内視鏡検査を検討する。食道がん、胃がん、胃十二指腸潰瘍、大腸がん、痔を念頭に置く。下血が続いていれば、クローン病、潰瘍性大腸炎など**炎症性腸疾患**も考える。

治療

- 鉄欠乏性貧血の治療は、鉄剤の経口投与が基本である。
- 貧血症状があまりに強く日常生活に支障が出ていれば、患者と相談の上、赤血球輸血を行っても良い。鉄剤内服の吸収率は低く、造血の回復に時間がかかる。外科手術の術後に準じて、鉄剤の静脈内注射を検討しても良い。

専門医に紹介するタイミング

- 一般内科外来で対応できる。

ACD（慢性疾患に伴う貧血）とヘプシジン

◉ 慢性疾患に伴う貧血を ACD と呼ぶ。
◉ 基礎疾患は感染症、自己免疫疾患、炎症性腸疾患、がんなどである。
◉ 炎症性サイトカインの過剰産生と、鉄の利用を妨げるヘプシジンにより貧血が起こる。

- 慢性感染症、自己免疫疾患（関節リウマチ、全身性エリテマトーデス）、炎症性腸疾患（潰瘍性大腸炎、クローン病）、がんにおいて、しばしば原因が特定できない正球性または小球性貧血を合併する。このような慢性疾患に伴う貧血を **ACD**（anemia of chronic disease）と呼ぶ。
- ACD の主な原因は**炎症性サイトカイン**であることが明らかになっている。ACD では、慢性炎症によって活性化された **T 細胞**と**マクロファージ**から、IL-1、IL-6、IFN-γ、TNF-αが過剰に分泌される。
- IL-6 は肝臓に働き、**ヘプシジン**という蛋白質の産生が増加する。ヘプシジンは、マクロファージにある貯蔵鉄の放出と腸管からの鉄吸収を抑えるため、鉄欠乏性の小球性貧血となる。
- その他のサイトカイン（IL-1、IFN-γ、TNF-α）は腎臓のエリスロポエチン産生を抑制し、骨髄の赤血球造血が低下する。また、マクロファージが活性化して赤血球を壊すので、赤血球の寿命が短くなり正球性貧血となる。

過剰なサイトカインが諸悪の根源

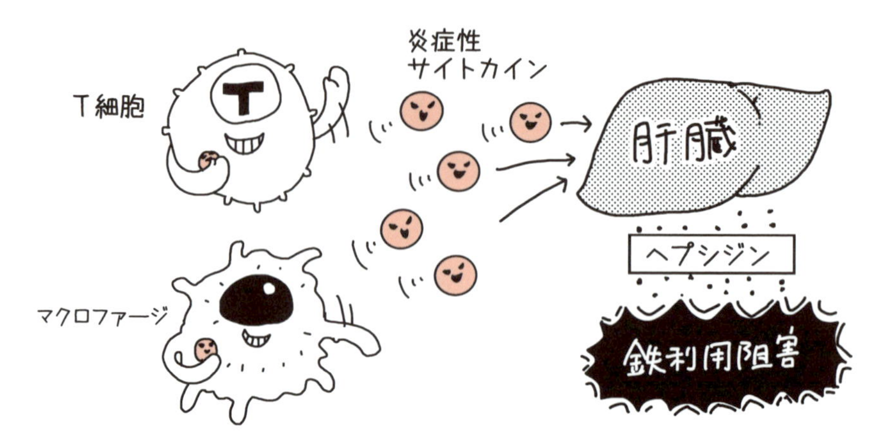

診察のポイント

- 基礎疾患に慢性炎症があるため、**発熱**と**炎症反応**（血沈、CRP）高値を示す。貧血は軽度であることが多いが、消化管出血を伴う炎症性腸疾患による ACD では、輸血を必要とする重度の貧血になることもある。

検査

- 血清ヘモグロビン低値と血清フェリチン高値より、ACD と診断できる。正球性貧血のことが多いが、小球性になることもある。TIBC（総鉄結合能）は、鉄欠乏性貧血で高値、ACD では正常または低値となる。

鑑別診断

- ACD と鉄欠乏性貧血は合併することもあり、時に鑑別診断は難しい。
- 例えば、関節リウマチで正球性貧血をみた場合、便潜血陰性で消化管出血を否定したのち、血清鉄と TIBC が低値、フェリチン高値より ACD と診断する。一方、子宮筋腫による鉄欠乏性貧血では、血清鉄とフェリチンが低値、TIBC が高値を示す。
- 潰瘍性大腸炎では ACD と鉄欠乏性貧血を合併するので、血清鉄と TIBC が低値でも、出血により貯蔵鉄が喪失すればフェリチンは上昇せず正常値となりえる。このように鑑別診断は時に難しい。

治療

- ACD の治療は、基礎疾患を対象にする。例えば、感染症と膠原病の治療を行えば、ACD は改善する。
- 海外では、体内で不足しているエリスロポエチンの投与が行われることがあるが、国内では適応外である。鉄利用障害の原因であるヘプシジン経路を抑える、新しい ACD 治療薬の開発が期待されている。

専門医に紹介するタイミング

- ACD による貧血は比較的軽度であり、経過観察できる。基礎疾患の種類と重症度により、専門医を紹介する。

スポーツ貧血

◉汗で鉄を失うことと、トレーニングで鉄の需要が増えて相対的に不足することが原因である。
◉長距離走の選手では、少量の消化管出血と汗で失われる亜鉛の欠乏も原因とされる。
◉体重を絞るための食事制限と女子選手の月経も、鉄欠乏性貧血の原因になる。

- スポーツ選手の貧血は、健常人と比べて男女ともに2倍多い。その主な原因は、汗から鉄が失われる鉄欠乏性貧血である。
- アイススケート、長距離走、新体操の選手は、体重が軽い。食事制限は鉄不足になりやすく、理想は食事の見直しであるが、鉄を含むサプリメントまたは補助食品の利用も行われている。欧米のシリアル、乳製品には、鉄、ビタミン剤が政策的に強化されている。
- 長距離走の選手においては、少量の消化管出血と、足裏の血管内で振動により赤血球が破壊されて溶血を起こす現象（**行軍ヘモグロビン尿症**）が、貧血の原因になることが知られている。

診察のポイント

- 問診で貧血症状を確認する。頑強なスポーツ選手といえども、貧血が進めば

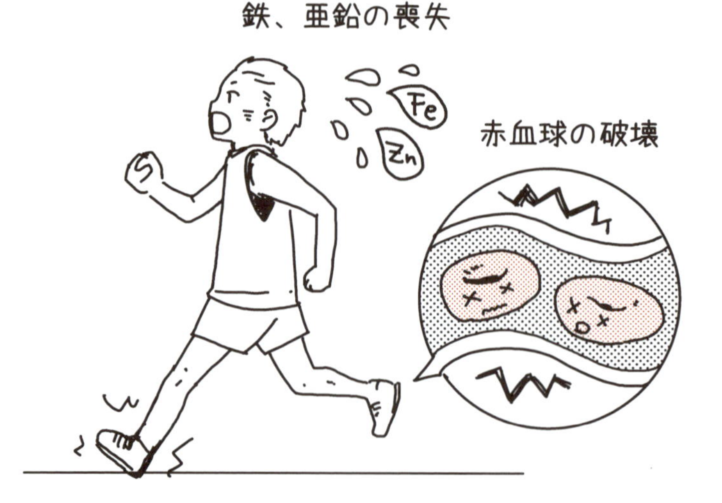

動悸、息切れ、めまい、立ちくらみに加えて、記録が伸びないことから気が付くことが多い。

- 過多月経がある女性選手は、スポーツで貧血が悪化するリスクが高く、採血検査を勧める。
- 貧血に加えて、味覚障害、脱毛、口内炎があれば、**亜鉛欠乏症**を疑う。

検査

- ヘモグロビン低値、血清フェリチン低値があれば、鉄欠乏性貧血と診断する。初期は正球性貧血であるが、慢性経過とともに小球性貧血となる。
- 亜鉛欠乏症を疑う所見（味覚障害、脱毛、口内炎）があれば、血中の亜鉛濃度を測定する。

鑑別診断

- スポーツ貧血の多くは血清ヘモグロビンとフェリチンが低値となる鉄欠乏性貧血であるが、亜鉛欠乏症の合併についても鑑別診断を進める。
- 長距離走の選手における溶血性貧血は行軍ヘモグロビン尿症と呼ばれ、足裏の物理的刺激により血管内溶血が起き、重症例では尿が赤くなる。

治療

- 食事療法が基本である。
- 鉄欠乏性貧血であれば、鉄剤の内服を開始する。約４週間でヘモグロビンは上昇し始めるが、スポーツ選手の鉄喪失は一般人よりも多く、フェリチン値の正常化には数ヵ月かかることもある。安易な鉄剤の静脈内注射をしてはいけない。
- 亜鉛欠乏症には、内服可能な酢酸亜鉛水和物製剤（ノベルジン® 錠）を処方する。

専門医に紹介するタイミング

- スポーツ貧血が鉄欠乏によるものであれば、総合診療医が本人、コーチと相談しながら、鉄剤の内服治療を開始する。
- 鉄剤と亜鉛製剤を補充しても貧血が改善しない場合、他の病気（過多月経、サラセミアなど）を念頭に、産婦人科と血液内科を紹介する。

高齢者の貧血

- 鉄欠乏性貧血であれば、消化器がんを見落としてはいけない。
- 高齢者に多い悪性貧血は、胃壁細胞と内因子に対する自己抗体で発症する自己免疫疾患であり、ビタミン B_{12} 吸収障害が原因である。
- 再生不良性貧血と骨髄異形成症候群の初期段階を区別するのは難しい。

- 高齢者の貧血として最も多いのは、胃十二指腸潰瘍、胃がん、大腸がんなどによる消化管出血、女性であれば子宮体がん、痔核などである。
- 消化管出血と比べて頻度は低いが、高齢者に多い**悪性貧血**は、ビタミン B_{12} 欠乏による大球性貧血を特徴とする。自己抗体が胃壁細胞を壊し、胃酸分泌の低下によりビタミン B_{12} が吸収不良となる。別の機序として、ビタミン B_{12} の吸収に必要な**内因子**が自己抗体で消失しても、同様に悪性貧血となる。
- 大球性貧血の原因として**巨赤芽球性貧血**と**骨髄異形成症候群（MDS）**がある。MDS は血液がんであり、約 3 割が急性白血病に移行するため油断してはいけない。病気の初期段階では染色体異常がなく、血液細胞の異形成も乏しく、再生不良性貧血との鑑別診断が難しいことも多い。
- 超高齢者では器質的疾患がないのに正球性貧血を認めることがあり、加齢性変化と考えられる。

診察のポイント

- 問診で下血、不正性器出血、腹部症状（痛み、腹部膨満感、便秘と下痢）があれば、出血による鉄欠乏性貧血を疑う。
- ビタミン B_{12} 欠乏による悪性貧血では、**ハンター舌炎**（舌乳頭の萎縮による赤くて平滑な舌）、手足のしびれ、振動覚の低下などを認める。
- MDS に特異的な所見はないが、一般的な貧血症状（息切れ、動悸、疲れやすさ、立ちくらみ）を認める。**急性白血病**では、貧血に血小板減少を伴うことが多く、皮下出血斑の有無を診察する。

検査

- 大球性であれば巨赤芽球性貧血を疑い、血清ビタミン B_{12} と葉酸を測定する。同時に、骨髄異形成症候群が疑わしければ、骨髄検査を行う。

- 正球性で溶血を伴えば、**直接クームス試験**を提出する。直接クームス試験のIgGが陽性であれば温式自己免疫性溶血性貧血、IgG陰性で補体C3dのみ陽性であれば寒冷凝集素症を疑い寒冷凝集素価を測定する。
- 小球性では鉄欠乏性貧血を念頭に、血清鉄、総鉄結合能（TIBC）、血清フェリチン値を調べる。小球性貧血で、フェリチンが低値であれば鉄欠乏性貧血、フェリチン高値であれば慢性炎症による症候性貧血（ACD）を疑う。

鑑別診断

- 高齢者に多い、がんを見落としてはいけない。最も患者数が多いのは、胃がん、大腸がんである。大酒家で喫煙者であれば食道がんを疑い、嚥下障害の有無を問診する。
- 溶血性貧血、骨髄異形成症候群、急性白血病、再生不良性貧血は、クームス試験、骨髄検査により鑑別診断を進める。
- 高齢者の正球性貧血に、腰椎圧迫骨折、繰り返す感染症、腎障害、高カルシウム血症などを合併する場合、**多発性骨髄腫**を強く疑う。
- 高齢者は感染症、膠原病など慢性炎症性疾患を持つことも多く、フェリチンと炎症反応が高値であれば、**症候性貧血**（二次性貧血）を考える。必ずしも血液がんとは限らない。

治療

- 鉄欠乏性貧血があれば、出血源の治療と鉄剤の補充を行う。自己免疫性のビタミンB_{12}欠乏症（悪性貧血）には、ビタミンB_{12}を筋肉内注射する（内服をさせても吸収できない）。
- 血液がん、造血不全症による貧血は、基礎疾患の治療を行う。
- 温式自己免疫性溶血性貧血には副腎皮質ステロイドを投与する。寒冷凝集素症は体を温め、寒冷曝露を避ける。

専門医に紹介するタイミング

- 超高齢者の原因不明の貧血は、加齢性変化として経過観察しても良い。
- 輸血が必要になる場合、骨髄異形成症候群を疑い骨髄検査を行うか、血液専門医を紹介する。
- 鉄剤、ビタミンB_{12}製剤などを補充しても診断がつかない原因不明の貧血については、血液内科医と相談する。

鉄過剰症

◉再生不良性貧血、骨髄異形成症候群などの骨髄不全で輸血依存の患者に、鉄過剰症が起きやすい。
◉総赤血球輸血量が 20 単位以上、かつ血清フェリチン 500 ng/mL 以上を鉄過剰症と診断する。
◉1 年以上の余命が期待できる症例は、血清フェリチン 1,000 ng/mL 以上であれば、鉄キレート療法を始める。

- 人体が 1 日に排泄できる鉄は 1 mg とされる。赤血球製剤 1 単位には鉄 100 mg が含まれており、繰り返す輸血により**鉄過剰症**となる。
- 体内に蓄積した過剰な鉄は各臓器を傷害し、線維化が進む。影響を受けやすい臓器として、皮膚、肝臓、心臓、内分泌腺がある。症状は、皮膚の色素沈着、肝硬変、心不全、糖尿病と下垂体機能低下症である。
- 1 年以上の生命予後を期待できる再生不良性貧血と、低リスク群の骨髄異形成症候群では、総赤血輸血量 40 単位以上・フェリチン 1,000 ng/mL 以上で**鉄キレート療法**の開始を検討する。

診察のポイント

- 基礎疾患による貧血症状（めまい、立ちくらみ、動悸、息切れ）がある。
- 鉄過剰症が進行すると、皮膚の**色素沈着**（茶褐色、重症例では緑色）、**肝硬変**

輸血 1 単位あたり 100 mg
鉄
無理…
1 日 1 mg しか排泄できないから…

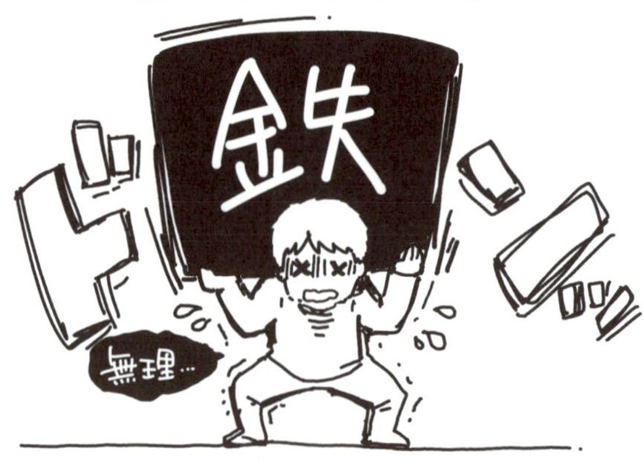

による浮腫と出血傾向、心不全による浮腫、糖尿病合併症（しびれ、立ちくらみ、皮膚潰瘍）などを認める。下垂体機能が低下すると、低体温、低血糖、活力の低下などを伴う。

- 過去の総赤血球輸血量を確認する。20 単位以上は鉄過剰症になる危険性が高く、40 単位以上は鉄キレート療法が必要になる可能性が高い。臨床経過が長く、電子カルテで輸血歴を追えないときは、院内の輸血部門に相談する。輸血部門は患者別の輸血歴を保管しており、総輸血量を簡単に計算できる。

診断と治療開始基準

- 総赤血球輸血量 **20** 単位以上で、血清フェリチン **500** ng/mL 以上であれば、鉄過剰症である。総赤血球輸血量 **40** 単位以上で、血清フェリチン **1,000** ng/mL 以上であれば、鉄キレート療法の開始を検討する。
- 鉄キレート療法の開始は、血清フェリチン値のみでは決定できない。その理由は、フェリチン値が炎症により変化するためである。例えば、ACD（慢性疾患による貧血）では慢性炎症によりフェリチン高値を示す。このため、輸血回数も考慮に入れて、治療適応を検討する。

治療

- **鉄キレート剤**である**デフェラシロクス**（ジャドニュ® 顆粒）を検討する。1 日あたり約 12,000 円と高額な薬剤であり、輸血依存で 1 年以上の余命が期待できる症例に投与する。
- デフェラシロクスは海外でサラサミア（先天性溶血性貧血）の治療薬として開発された。サラセミア患者の生命予後の改善は臨床試験で示されたが、造血器悪性腫瘍での効果はサラセミアと比べて明らかではない。急性白血病、骨髄異形成症候群の末期患者では余命の延長効果を期待できないので、鉄キレート療法の適応はない。
- 国内では**デフェロキサミン**（デスフェラール®）注射剤があるが、半減期が数時間と短く、毎日投与しないと治療効果が乏しい。このため、デフェラシロクスが実用化されてから、使われる機会は少ない。

専門医に紹介するタイミング

- 鉄過剰症の診断は、総赤血球輸血量と血清フェリチン値によるので簡単である。総合診療医による診断と、ガイドラインを参考にした鉄キレート療法が可能である。

胃がん手術5年後の大球性貧血

- 赤芽球の細胞分裂には、ビタミンB_{12}と葉酸が必須である。
- ビタミンB_{12}の体内貯蓄は豊富であり、胃全摘から数年後に発症する。
- 標準的治療はビタミンB_{12}製剤の筋肉内注射である。

- 食物中のビタミンB_{12}は、胃壁から分泌される**内因子**と結合することにより回腸から吸収される。胃全摘手術から数年経過すると体内のビタミンB_{12}が枯渇するため、赤芽球の細胞分裂が阻害され、大球性貧血（**巨赤芽球性貧血**）を発症する。
- 貧血症状に加えて、重症例では**亜急性連合性脊髄変性症**（末梢神経障害、錐体路障害、振動覚の低下）を合併することがある。
- 厳格な菜食主義者、悪性貧血（自己免疫疾患）でも同様に、ビタミンB_{12}欠乏による巨赤芽球性貧血を起こす。

診察のポイント

- 眼瞼結膜の貧血、労作時の息切れと動悸、全身の倦怠感を認める。
- 重症例では**ハンター舌炎**（舌乳頭の萎縮、痛み）、手足のしびれ、錐体路症状（深部腱反射の亢進、病的反射の出現）、脊髄後索症状（振動覚と位置覚の低下）を認める。

全摘後数年で体内のB_{12}が枯渇する

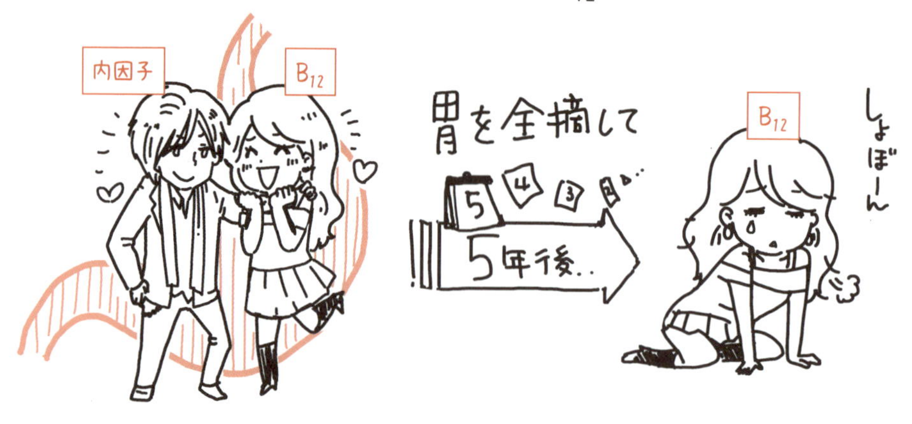

- 高齢者では手術を記憶していないことがあるので、腹部を診察して手術痕の有無を確認する。

検査

- 大球性貧血（MCV 高値）、血清ビタミン B_{12} 低値を示す。未熟な赤芽球は壊れやすく（**無効造血**）、LDH と間接ビリルビンが高値となる。
- 骨髄検査を行えば巨赤芽球（分裂できずに大型化した赤芽球）を観察できるが、血清ビタミン B_{12} 低値と貧血があれば診断ができるので、侵襲性が高い骨髄検査は必須ではない。ビタミン B_{12} が正常の大球性貧血で、骨髄異形成症候群（MDS）を疑うのであれば、骨髄検査で異形成のある細胞を確認する。

鑑別診断

- 胃全摘の既往があり、血清ビタミン B_{12} が低値であれば、巨赤芽球性貧血と簡単に診断ができる。

治療

- 標準的治療は、貧血が改善するまで、ビタミン B_{12} 製剤**メコバラミン**（メチコバール®）を週 3 回、筋肉内注射する。維持期は 1～3ヵ月に 1 回投与する。
- メチコバール® 錠内服でも軽快する症例がたまにあるが、消化管の吸収率は健常者でも 5％以下と低く、無理に内服とする必要はない。

専門医に紹介するタイミング

- ビタミン B_{12} 欠乏による巨赤芽球性貧血の治療は、ジェネラリストによる対応が可能である。
- 亜急性連合性脊髄変性症による神経障害が不可逆的で管理が難しい場合、神経内科とリハビリテーション科の専門医に相談する。
- 菜食主義者におけるビタミン B_{12} 欠乏は、サプリメントの利用、もしくはビタミン B 複合体を強化したシリアルの利用を管理栄養士と相談する。

あわや誤診で血漿交換

◉ビタミン B_{12} 欠乏症による巨赤芽球性貧血を、血栓性血小板減少性紫斑病（TTP）と誤診してはいけない。

◉巨赤芽球性貧血は無効造血のため、溶血性貧血と血小板減少を示すことがある。

- アメリカ血液学会の教育講演で、ビタミン B_{12} 欠乏症による巨赤芽球貧血を血栓性血小板減少性紫斑病（TTP）と誤診して血漿交換療法を行った症例があると聞き、そのようなことが本当にありえるのかと思った。その後、他の大学病院から TTP 疑いで当院に救急搬送された患者 3 名が巨赤芽球性貧血であったことから、わが国でも注意喚起が必要と考えている。
- 誤診をして巨赤芽球性貧血に血漿交換を行うと、あたかも TTP が速やかに改善したように見えるが、実際は新鮮凍結血漿（FFP）に含まれているビタミン B_{12} が補充され、無効造血が改善したに過ぎない。

診察のポイント

- 巨赤芽球性貧血は貧血症状に加えて、血小板減少による紫斑を伴うことがある。腹部の手術痕があれば、胃全摘の手術歴を確認する。また、ビタミン B_{12} 欠乏による舌炎、錐体路症状、振動覚低下の有無を診察する。
- TTP を疑えば、黄疸、貧血、紫斑、発熱、動揺する精神神経症状の所見をとる。

TTP疑い？
ん？
ちょっと待てよ…
この傷は？
MCV >120

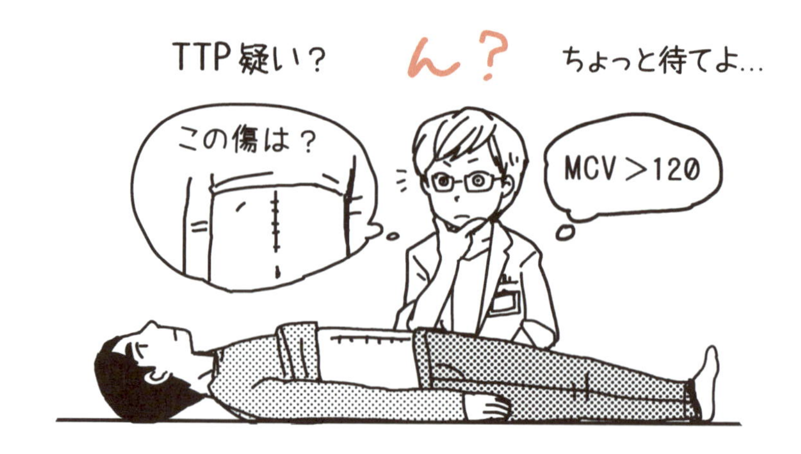

検査

- 一般血液検査で、MCV高値の**大球性貧血**、白血球と血小板の減少があれば、巨赤芽球性貧血と骨髄異形成症候群（MDS）を疑う。
- 巨赤芽球性貧血は、血清ビタミンB_{12}または葉酸の低下で確定診断をつける。MDSとの鑑別診断が必要な症例では、骨髄検査を行う。
- なお、無効造血が強い症例では、血清ハプトグロビン低値、LDH高値、間接ビリルビン高値となる。巨赤芽球性貧血とTTPのクームス試験は陰性である。

鑑別診断

- TTPは直接クームス試験陰性、正球性の溶血性貧血、血小板減少があり、**ADAMTS13活性**＜10%より診断が確定する。ADAMTS13インヒビター陽性であれば、後天性TTPとなる。
- ADAMTS13はフォンビルブランド因子（VWF）切断酵素であり、その活性が低下すると、VWFは巨大な重合体として血液中に存在し、血管内で血小板血栓がどんどんできてしまう。
- 一方、大球性貧血（MCV＞120）があれば、TTPの可能性は低い。巨赤芽球性貧血でも、溶血により間接ビリルビン高値、LDH高値、血清ハプトグロビン低値がみられるが、MCV＞120と大球性であり、TTPと容易に鑑別診断がつく。末梢血のビタミンB_{12}低下があれば、ビタミンB_{12}欠乏による巨赤芽球性貧血と確定診断をつけられる。
- 骨髄検査は必須ではないが、骨髄像では巨赤芽球の増加を認める。特に高齢者で骨髄異形成症候群（MDS）との鑑別診断が必要であれば、骨髄検査を行う。

治療

- ビタミンB_{12}欠乏による巨赤芽球性貧血であれば、ビタミンB_{12}製剤メコバラミン（メチコバール®）を筋肉内注射する。貧血が改善したら、再発予防のため定期的にビタミンB_{12}製剤を投与する。

専門医に紹介するタイミング

- ビタミンB_{12}欠乏による巨赤芽球性貧血は、ビタミン製剤の補充が治療の中心となるため、専門医の紹介は不要である。

偏食と貧血

◉ベジタリアンに多いビタミン B_{12} 欠乏性貧血。
◉アルコール依存症に多い葉酸欠乏性貧血。
◉拒食症に発症する汎血球減少症。

- 私たちの身体は日々食べるものでできている。核酸（DNA）合成に必要な**ビタミン B_{12}** と**葉酸**が欠乏すると、MCV＞120 の**巨赤芽球性貧血**を発症する。
- ビタミン B_{12} は動物性食品に含まれるため、肉を食べない厳格なベジタリアンにビタミン B_{12} 欠乏性貧血が発症する。葉酸欠乏による貧血は妊婦に起こりやすいが、野菜を食べないアルコール依存症にも多い。

診察のポイント

- ビタミン B_{12} が欠乏する病態として、ベジタリアン、胃切除後、悪性貧血がある。問診で肉を食べない菜食主義者かを確認する。腹部の診察をして手術痕の有無を確認する（かつて、胃潰瘍のため胃を切除していた時代があった）。高齢者は手術を受けたことを忘れていることがあり、注意が必要である。
- 中高年で慢性的に胃部不快感がある患者において、大球性貧血があれば**悪性貧血**を疑う。その病態は自己免疫性の**萎縮性胃炎**であり、抗胃壁細胞抗体により胃酸と内因子の分泌が減少し、ビタミン B_{12} の吸収が低下する。

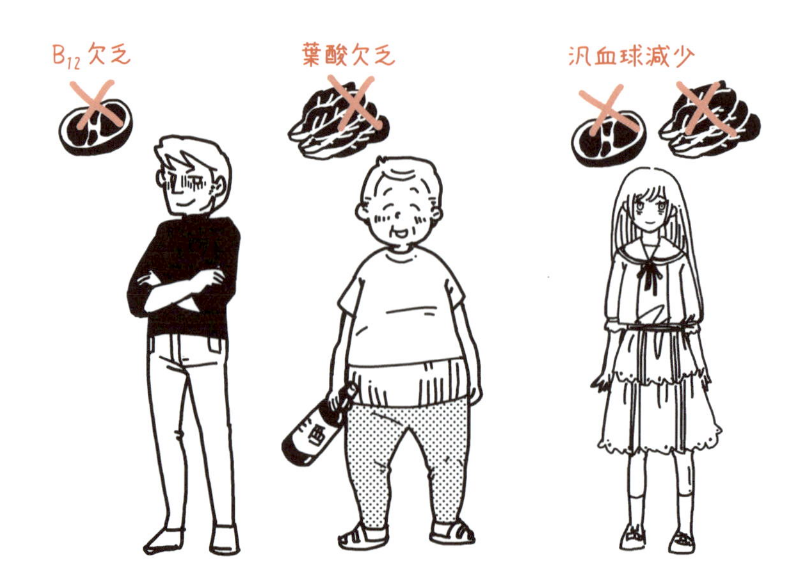

検査

- MCV＞120の貧血があれば、大球性貧血と診断する。次に問診結果を参考に、ビタミンB_{12}と葉酸を測定する。胃切除歴がないビタミンB_{12}欠乏症では、**抗胃壁細胞抗体**と**抗内因子抗体**が補助診断として有用である。ビタミンB_{12}や葉酸が低値であれば、良性の血液疾患であり骨髄検査は不要である。
- 一方、ビタミンB_{12}と葉酸が正常な大球性貧血は、高齢者に多い骨髄異形成症候群（MDS）が強く疑われる。MDSは予後不良な血液がんであり、確定診断と予後を予測するために骨髄検査を行う。

鑑別診断

- ビタミンB_{12}が欠乏すると、末梢神経障害による手足のしびれ、脊髄後索の障害によるふらつき、ハンター舌炎を認めることがある。葉酸欠乏では神経障害を認めないことから、神経症状の有無で両者を鑑別することができる。さらに、葉酸欠乏は、妊娠、慢性炎症（がん、感染症、膠原病）など代謝が亢進する基礎疾患を持つことが特徴である。
- アルコール依存症では肉と野菜の摂取量が少なく、まず体内の貯蓄が少ない葉酸が欠乏する。経過が長くなると体内のビタミンB_{12}も枯渇して、葉酸とビタミンB_{12}の両者ともに欠乏する大球性貧血となる。
- 摂食障害による貧血は、患者の体重、食事内容（量と中身）から簡単に診断をつけられる。拒食症の重症例にみられる汎血球減少症の原因は不明であるが、骨髄検査では再生不良性貧血のような脂肪髄となる。

治療

- ベジタリアンの貧血は、理論的には肉を食べれば治る。しかしライフスタイルを変えるのは現実的ではなく、ビタミンB_{12}の内服を提案する。胃切除後の貧血や悪性貧血は、ビタミンB_{12}の筋肉内注射で治療を行う。
- アルコール依存症による葉酸欠乏性貧血には、葉酸を処方するか、管理栄養士を紹介して肉と野菜を食べるよう指導する。必要に応じて断酒を目指す専門施設を紹介する。
- 拒食症患者のライフスタイルを変えるのは、さらに困難であることが多い。採血結果をもとに、不足している鉄、ビタミンB_{12}、葉酸をサプリメントとして提案する。拒食症患者はアルコール依存症と比べて、これらビタミン製剤の内服を受け入れやすい。

黄疸を伴う貧血

- ◉黄疸を伴う貧血は、溶血性貧血を疑う。
- ◉自己免疫性溶血性貧血（AIHA）は、温式と冷式がある。
- ◉直接クームス試験陽性となる。
- ◉温式 AIHA の治療は副腎皮質ステロイドであり、難治例は脾臓摘出術を検討する。

- 目が黄色い貧血患者が来院したら、溶血性貧血を疑う。**自己免疫性溶血性貧血（AIHA）**は後天性の自己免疫疾患であり、赤血球に対する自己抗体により溶血を起こす。国の難病に指定されており、原因不明の特発性と、膠原病やリンパ系腫瘍などによる二次性がある。特発性は予後良好であるが、リンパ系腫瘍による二次性は生命予後が悪い。
- 赤血球に対する自己抗体の種類により、溶血を起こす温度に差がある。IgG 抗体が原因となり室温で溶血する**温式 AIHA** と、寒冷時に IgM 抗体が溶血発作を起こす冷式 AIHA（**寒冷凝集素症**）に分けられる。

診察のポイント

- 貧血症状として、労作時の息切れと動悸、めまい、倦怠感を聴取する。眼瞼結膜の貧血、**眼球結膜の黄染**を認める。慢性化すると、**胆石症**（ビリルビン結石）を合併することもある。
- 温式 AIHA では寒冷凝集素症と異なり、指先が痛くなることはない。

検査

- 貧血、網状赤血球の増加、間接ビリルビン高値、LDH 高値、血清ハプトグロビン低値、尿ウロビリノーゲン陽性。
- **直接クームス試験**で赤血球に IgG 抗体が結合していることを証明できれば、温式 AIHA と診断できる。

鑑別診断

- 黄疸を伴う貧血は溶血性貧血を疑う。そのなかでも温式 AIHA が最も多い。寒冷凝集素症は、寒冷凝集素が陽性となるので鑑別できる。

- **発作性夜間ヘモグロビン尿症（PNH）**は、特有のPNH血球（CD55陰性CD59陰性の顆粒球・赤血球）が陽性となることで診断する。
- **遺伝性球状赤血球症**は、末梢血塗抹標本で球状の赤血球を観察し、赤血球浸透圧抵抗試験で壊れやすいこと、家族歴があることから診断する。

治療

- 温式AIHAの治療は、**副腎皮質ステロイド**が第一選択である。プレドニゾロン1mg/kgを開始して2～4週間で溶血反応が抑制され、貧血が改善する。有効性は約8割と高い。直接クームス試験が陰性化するまでプレドニゾロンを継続する必要性は、治療による利益と副作用を比較した臨床研究がなく、明らかではない。
- 再発・難治例は**脾臓摘出術**を検討する。
- 海外では抗体医薬のリツキシマブが処方される。

専門医に紹介するタイミング

- クームス試験陰性のAIHAが約1割あるとされる。他の溶血性貧血を見落としてはいけないので、診断が難しい場合は血液専門医に相談する。
- 温式AIHAに対するプレドニゾロンが無効な場合、脾臓摘出術と免疫抑制剤（保険適応外）について専門医に紹介する。

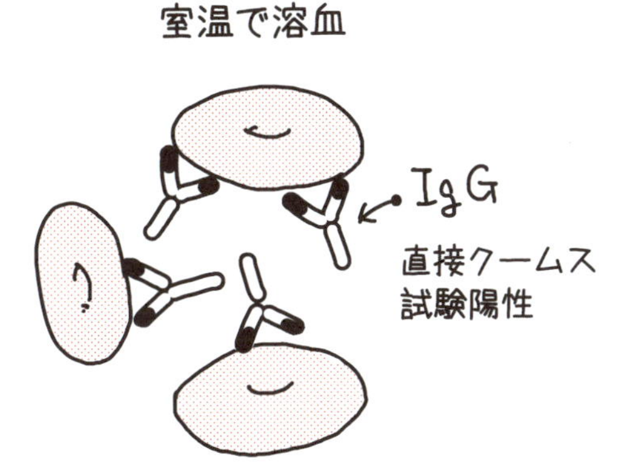

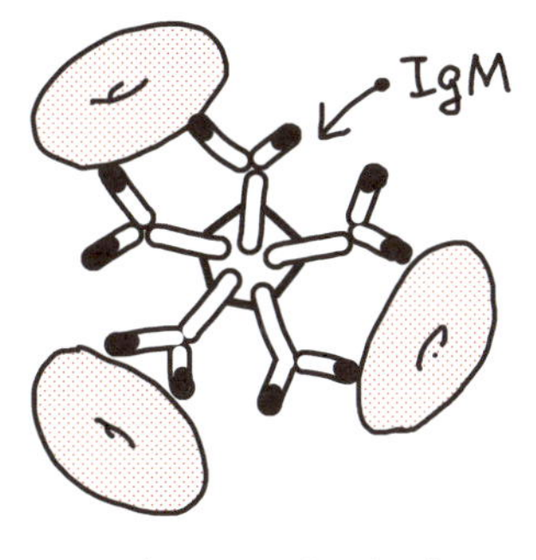

若年者の胆石症と貧血

◉若い患者に胆石症を認めた場合、溶血性貧血を疑う。
◉家族歴があれば、遺伝性球状赤血球症を疑う。

- **遺伝性球状赤血球症**は、スペクトリン蛋白の遺伝子異常により発症する。国内患者数は約 1,000 名で、国の小児難病に指定されている。遺伝形式は**常染色体優性遺伝**のため、患者数に性差はない。
- 主な症状は黄疸、貧血、胆石症であり、根治療法は脾臓摘出術となる。

診察のポイント

- 溶血性貧血により、眼球結膜の黄染と眼瞼結膜の貧血を認める。顔が黄色くなることもある。慢性の溶血により胆嚢内に**ビリルビン結石**ができて、胆石発作を起こす。問診で胆石の家族歴を確認する。
- 腹部エコー検査で軽度の脾臓腫大を認めるが、腹部の診察を丁寧にしないと脾腫を見落とす。
- 感染を契機に溶血発作、**パルボウイルス B19** 感染により**赤芽球癆**(ろう)を合併することもある。

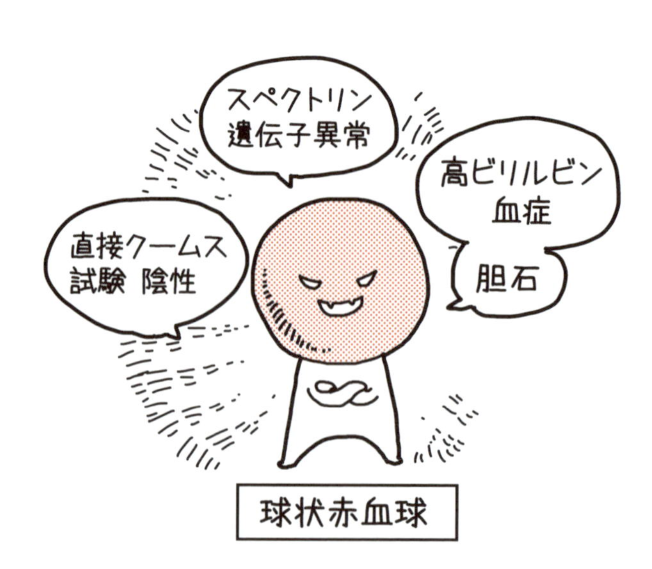

検査

- 脾臓などの網内系で赤血球が破壊されるため、貧血、間接ビリルビン高値、LDH 高値、網状赤血球高値、ハプトグロビン低値、尿潜血とウロビリノーゲン陽性となる。直接クームス試験は陰性である。
- 血液塗抹標本で球状赤血球を確認する。**赤血球浸透圧抵抗試験**で赤血球が壊れやすいことを確認する。

鑑別診断

- 溶血性貧血の鑑別診断として、最初にクームス試験を行う。**直接クームス試験**陰性より、温式自己免疫性溶血性貧血（AIHA）を否定する。
- 若年で胆石症を発症していることから高ビリルビン血症を疑い検査をすると、間接ビリルビン高値、LDH 高値、血清ハプトグロビン低値を認める。血液塗抹標本で球状赤血球があること、赤血球浸透圧抵抗試験で赤血球が壊れやすいこと、家族歴があることから、遺伝性球状赤血球症と診断する。
- 寒冷凝集素症、発作性夜間ヘモグロビン尿症（PNH）の除外診断については前項を参照のこと。

治療

- 唯一の根治療法は**脾臓摘出術**である。胆石症を繰り返す場合、胆囊摘出術と脾臓摘出術を同時に行う。幼児期の手術は避け、大人になってから検討する。手術前には肺炎球菌ワクチン（保険適応）とインフルエンザ菌 b 型（Hib）ワクチン（保険適応外）を接種する。

専門医に紹介するタイミング

- 経過観察できることが多いが、赤血球の定期輸血を必要とする症例の脾臓摘出術については、血液専門医と相談する。

鉄欠乏性貧血と誤診されるサラセミア

◉ サラセミアはヘモグロビン異常による小球性貧血であるが、鉄欠乏性貧血と誤診されることが多い。
◉ 日本人のサラセミアの８割は軽症で治療が不要。
◉ サラセミアはマラリア感染に強い。

- **先天性ヘモグロビン異常症**である**サラセミア**は**地中海貧血**とも呼ばれ、地中海沿岸、アフリカと東南アジアに多い。マラリアに感染しても貧血になりにくい。遺伝形式は常染色体優性遺伝である。
- 地中海から遠い日本では無関係に思われがちであるが、日本人の発症頻度は0.1％と少なくない。幸い８割が軽症のため、気付かずに過ごしていることが多い。

診察のポイント

- 日本人の場合、軽症の小球性貧血を認める。治療が必要な症例は稀であるが、感染、妊娠時に溶血発作を起こすことがある。
- 外国人の小球性貧血を診たときにサラセミアを鑑別診断に挙げる必要がある。特に地中海またはアフリカ出身の重症例では、黄疸と脾腫を認める。

発症頻度 0.1％
日本でも少なくない!!
ここが薄い
マラリア
感染に強い
サラセン帝国
サラセミア
横から見ると
メキシカンハット型
アフリカ
標的赤血球

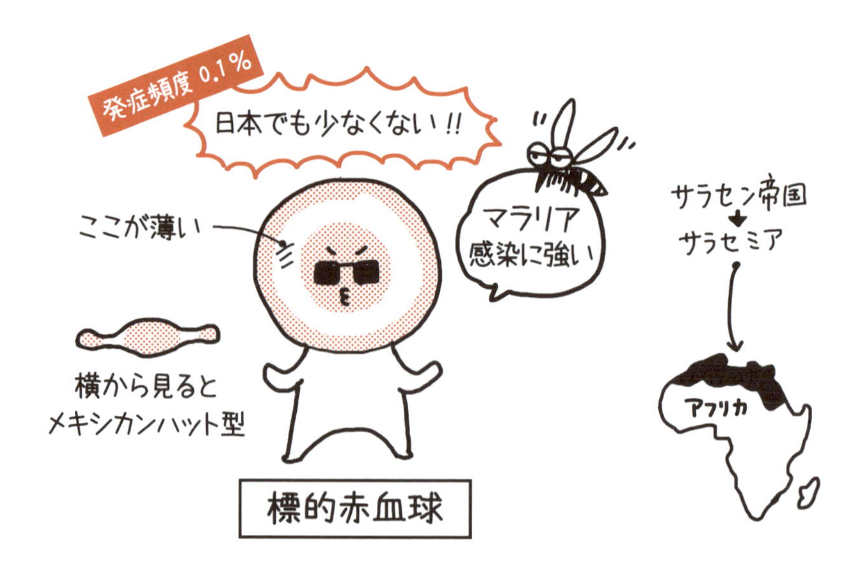

検査

- 小球性貧血（MCV＜80）。血清鉄とフェリチンは正常または高値となる。溶血を起こす重症例では、間接ビリルビン高値、LDH 高値、ハプトグロビン低値、尿中ウロビリノーゲン陽性となる。
- 末梢血の塗抹標本で、**標的赤血球**をはじめとする形態異常（有核赤芽球、小型蒼白赤血球、細胞質の塩基性が強い赤血球）を認める。標的赤血球は中心部が厚く、中間部が薄い。ヘモグロビン異常のために体積が減少した赤血球である。
- ヘモグロビン電気泳動により**βサラセミア**では HbF（胎児型 Hb）と HbA2 が増加する。**αサラセミア**の HbF と HbA2 は概ね正常で、遺伝子検査を行う必要がある。糖尿病患者の HbA1C 測定時に、偶然ヘモグロビン異常を検査部に指摘されて診断に至ることもある。

鑑別診断

- 小球性貧血の原因として、血清鉄とフェリチンが低値でないことから鉄欠乏性貧血を除外診断する。末梢血の血液像で標的赤血球があれば、サラセミアを疑う。
- ヘモグロビン電気泳動を提出し、異常があればサラセミアと診断する。日本人に多いのはβサラセミアであり、HbF と HbA2 が高値となる。

治療

- 日本人の 8 割以上は軽症例であり、経過観察で良い。
- 東南アジアやアフリカからの旅行者、長期滞在者で溶血性貧血を伴う症例は、赤血球輸血とともに鉄過剰症予防のための除鉄剤を投与する。頻回の輸血が必要な場合、脾臓摘出術を検討することがある。

専門医に紹介するタイミング

- ヘモグロビン電気泳動により、日本人に多いβサラセミアを診断することが可能である。
- αサラセミアの診断は難しいこともあり、異常ヘモグロビン症に詳しい専門家に相談すると良い。

黒い尿のひみつ

◉コーラのような黒い尿は、血管内溶血により起こる。
◉原因として、寒冷凝集素症（CAD）と発作性夜間ヘモグロビン尿症（PNH）がある。
◉寒冷凝集素症の約半数に、悪性リンパ腫、マイコプラズマ肺炎、ウイルス感染症などの基礎疾患が見つかる。

- 日常診療で遭遇する女性の肉眼的血尿は赤色であり、細菌性膀胱炎を疑う。患者がコカ・コーラのような**黒色尿**（軽症であれば赤ワイン色）を訴えた場合、**血管内溶血**を強く疑う。
- 血管内溶血を起こす疾患として、**寒冷凝集素症**（cold agglutinin disease：**CAD**）と**発作性夜間ヘモグロビン尿症**（paroxysmal nocturnal hemoglobinuria：**PNH**）がある。いずれも国の難病に指定されており、国内患者数は特発性 CAD が約 1,000 名、PNH は約 400 名とされる。両者の病態と治療は異なるため、診断を正確につける必要がある。

診察のポイント

- 非発作時の尿所見は正常であり、黒い尿を写真撮影または持参するよう指示する。膀胱炎と異なり、下腹部の違和感や頻尿、残尿感はない。貧血が進行すれば一般的な貧血症状（疲れやすい、動悸と息切れ）を自覚する。

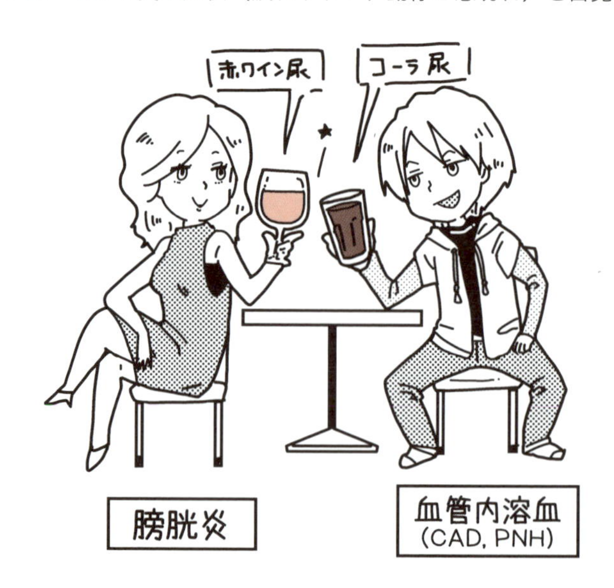

- PNHは、ウイルス感染症、妊娠、手術など**補体経路**が活性化するときに溶血発作を起こしやすい。
- CADの約半数に、感染症（マイコプラズマ、サイトメガロウイルス、EBウイルス）、膠原病、悪性リンパ腫を合併することから、身体所見でそれらの疾患がないかよく調べる。溶血に伴う脾腫はないが、CAD患者に脾腫があれば悪性リンパ腫の合併を疑う。
- CAD患者は冷たいものに触れると、指先の血流障害が起きて皮膚が青白くなり、痛みを伴う。これはPNHに認めない症状であり、鑑別診断に役立つ。

検査

- PNH：血算（貧血）、網状赤血球増加、間接ビリルビン高値、LDH高値、血清ハプトグロビン低値、クームス試験陰性、末梢血フローサイトメトリーでPNH血球（CD55/CD59陰性）増加。
- フローサイトメトリー検査を行えば不要であるが、赤血球の補体感受性亢進を調べる古典的な検査として**Ham試験**（酸性化血清溶血）、**砂糖水試験**がある。**尿中ヘモグロビン**とウロビリノーゲン、尿沈渣の**ヘモジデリン**は陽性となる。
- CAD：Hb低下、網状赤血球増加、**寒冷凝集素**高値、LDH高値、間接ビリルビン高値、**血清ハプトグロビン**低値、直接クームス試験（IgG陰性、補体C3dが陽性）。
- CADでは基礎疾患の探索のため、sIL-2R（悪性リンパ腫）、マイコプラズマ抗体、抗核抗体を調べる。尿中ヘモグロビンとウロビリノーゲン、尿沈渣のヘモジデリンは陽性となる。

鑑別診断

- 貧血、間接ビリルビンとLDHの高値があれば、溶血性貧血を疑う。補助診断として、網状赤血球の増加と血清ハプトグロビン低値があれば間違いない。
- 次に直接クームス試験が陽性であれば、温式自己免疫性溶血性貧血（AIHA）と診断する。AIHAでは尿の色が濃くなる（麦茶色）になることはあっても、黒色にはならない。黒い尿であれば、CADとPNHを疑う。
- CADは直接クームス試験のうち、抗IgG抗体が陰性、補体C3d陽性であれば強く疑い、寒冷凝集反応陽性により診断が確定する。PNHはクームス試験陰性で、フローサイトメトリー検査でCD55/CD59抗原陰性の赤血球か好中球が1%以上に増えていれば診断が確定する。
- CADの約半数は感染症、悪性リンパ腫、膠原病に伴う二次性であり、基礎疾患の有無を調べる。原因不明のものを特発性 CAD とする。

治療

- 特発性 CAD の標準的治療は寒冷曝露を避けることである。冬季は外に出かけない、夏場もクーラーが効いている場所を避ける。暖かい室内にいても、家事で冷たいものに触れると指先が血流障害で青白くなり、痛みを伴うことがある。海外では低悪性度リンパ腫の治療に準じて、抗体医薬リツキシマブ、リツキシマブ+トレアキシン併用療法が行われている（保険適応外）。現在、補体経路の活性化を抑える抗体医薬の開発が進められている。従来行われていた副腎皮質ステロイド、脾臓摘出術は無効であり推奨されない。
- 二次性 CAD は基礎疾患の治療により軽快する。
- PNH の軽症例は経過観察とし、貧血が進行したら赤血球輸血を行う。輸血依存になる場合は、抗補体 C5 モノクローナル抗体製剤**エクリズマブ**（ソリリス®）を開始すれば輸血が不要となる。エクリズマブが登場する前、PNH の寿命は約 10 年とされていたが、現在は長期生存と妊娠が可能になった。

専門医に紹介するタイミング

- 溶血性貧血の鑑別診断に苦慮したら、血液専門医に紹介しても良い。
- PNH に対する抗体医薬エクリズマブは年間 4,000 万円と高額であり、治療開始の判断は専門医に依頼する。
- 寒冷凝集素症は、悪性リンパ腫の合併がない特発性であれば、ジェネラリストでも対応できる。

重度の汎血球減少症（再生不良性貧血）

- ◉再生不良性貧血は汎血球減少症と脂肪髄を特徴とする。
- ◉40 歳以下で HLA 一致の同胞ドナーがいれば、重症例には造血幹細胞移植を行う。
- ◉移植適応がない中等症以上には、抗胸腺グロブリン抗体（ATG）、免疫抑制療法、造血因子製剤を用いる。

- 成人に発症する**再生不良性貧血**は後天性の造血不全症であり、造血幹細胞が自己免疫の異常により破壊されることで発症する。国の指定難病であり、国内患者数は約 5,000 人とされる。
- 先天性の再生不良性貧血である **Fanconi 貧血**の国内患者数は約 200 名ときわめて少ない。
- 再生不良性貧血の重症例では、日和見感染による敗血症、血小板減少に伴う深部出血で致死的になることがある。年齢と重症度により、治療は造血幹細胞移植、免疫抑制療法、輸血と造血因子製剤による支持療法から選択する。

診察のポイント

- 貧血症状、免疫不全に伴う感染症、出血傾向を確認する。
- 貧血は眼瞼結膜の白色化に加え、立ちくらみ、労作時の息切れと動悸、疲れやすさを問診する。

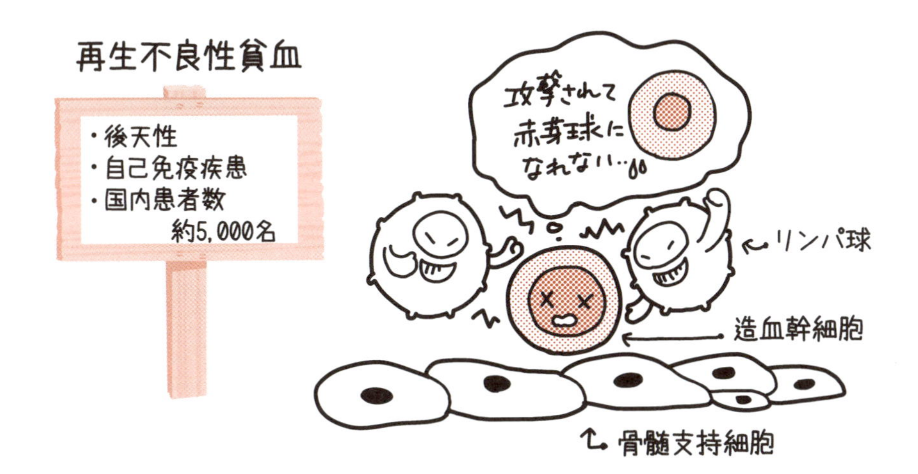

- 好中球が著しく減少するため、細菌と真菌による感染症を合併しやすい。口腔内と腟カンジダ症を確認する。発熱が続くようであれば、胸部聴診に加えて、歯槽膿漏、肛門周囲膿瘍がないか精査を行う。
- 血小板が 3 万 /μL 以下に低下すると、打撲歴がなくても四肢と体幹に**皮下出血斑**を認める。さらに 1 万 /μL 以下に減少すると、口腔内出血、鼻血、不正性器出血を合併することがある。

検査

- 血液検査（血液像、網状赤血球）、クームス試験、ビタミン B_{12}、葉酸、骨髄検査（穿刺、生検）、腰椎 MRI 検査。

鑑別診断

- 再生不良性貧血の診断は、二次性の造血不全を除外診断することから始まる。具体的には、薬剤（抗がん剤、抗リウマチ薬、抗菌薬、抗てんかん薬、解熱消炎鎮痛薬）、放射線、膠原病など血球減少をきたす原因がないことを確認する。ビタミン B_{12} と葉酸を測定し、巨赤芽球性貧血をあらかじめ除外診断しても良い。
- 初診外来で**網状赤血球**が著しく減少していれば、再生不良性貧血の可能性が高く、骨髄検査（穿刺、生検）を行う。
- 骨髄穿刺は**脂肪髄**（骨髄中の細胞がない）のため、吸引しても骨髄液を吸えないことが多い。もしくは、強い圧をかけて吸引すると、健常人と比べて淡い赤色の検体（つまり末梢血混入）が得られる。骨髄検査の病理報告書には、「低形成骨髄または末梢血混入」と書かれることが多い。
- そこで登場するのが、骨髄生検である。2cm 程度の検体をしっかり採取すると、脂肪に置換された白い骨髄を肉眼で見ることができる。病理報告書で「重度の造血不全、脂肪髄」との記載があれば診断が確定する。
- 腰椎 MRI 単純撮影による腰椎中の造血能評価（脂肪髄への置換）は補助診断となる。血清エリスロポエチン濃度は上昇する。

治療

- 40 歳以下で、HLA 一致同胞のドナーがいる重症例は**造血幹細胞移植**を行う。良性疾患のため、成功率は 9 割と高い（急性白血病の移植後長期生存率は 4 割にとどまる）。
- 移植ドナーがいない、もしくは 40 歳以上の中等症患者には、抗ヒト胸腺免疫グロブリン療法、免疫抑制療法（副腎皮質ステロイド、シクロスポリン）、造血因子（G-CSF 製剤、トロンボポエチン受容体作動薬）を併用する。

- いずれの治療適応もない症例（例えば高齢者）は、輸血による支持療法を行う。慢性疾患のため、輸血の開始基準は Hb 7g/dL、血小板 5,000/μL とされるが、症状をもとに QOL 改善のため治療目標値を高めにしても良い。
- 輸血依存例では鉄過剰症になることが多く、血清フェリチンが 1,000ng/mL を超えたら、鉄キレート剤デフェラシロクス（ジャドニュ® 顆粒分包）を処方する。

専門医に紹介するタイミング

- 一般内科で軽症例の経過観察は可能であるが、治療介入が必要な中等症以上については血液専門医を紹介することが望ましい。移植、免疫抑制療法の適応がない高齢者の支持療法（輸血、トロンボポエチン受容体作動薬）は、血液専門医と連携すればジェネラリストも対応可能である。

赤芽球だけ消えた

◉赤芽球癆は、正球性正色素性貧血、網状赤血球と骨髄赤芽球の著減を特徴とする。
◉後天性赤芽球癆は、特発性と基礎疾患を有する続発性に分けられる。
◉続発性には、胸腺腫、リンパ系腫瘍、薬剤、ウイルス感染症（ヒトパルボウイルス B19）、膠原病などがある。

- **赤芽球癆**（pure red cell aplasia：**PRCA**）は、文字通り赤芽球だけ消える不思議な病気である。先天性はダイアモンド・ブラックファン貧血、後天性には原因不明の特発性と続発性がある。
- 内科医が診る赤芽球癆は後天性であり、正球性正色素性貧血、網状赤血球と骨髄赤芽球の著減を特徴とする。発症率は人口 10 万人あたり 0.3 人と、再生不良性貧血の 7%を占める稀な疾患であり、性差はない。
- ジェネラリストに有名なのは、**ヒトパルボウイルス B19** の初感染と**薬剤性**（フェニトイン、イソニアジド、アザチオプリン）による急性赤芽球癆である。
- 慢性化しやすい後天性赤芽球癆の約 3 割に、**胸腺腫**またはリンパ系腫瘍（大顆粒リンパ球白血病、悪性リンパ腫）を合併する。慢性に経過する後天性赤芽球癆は難病に指定されている。
- 特発性赤芽球癆の生命予後は 10 年生存率が 9 割と良好である。

診察のポイント

- 主な症状は貧血（息切れ、立ちくらみ、疲れやすさ）であり、後天性赤芽球癆に特異的な臨床所見はない。

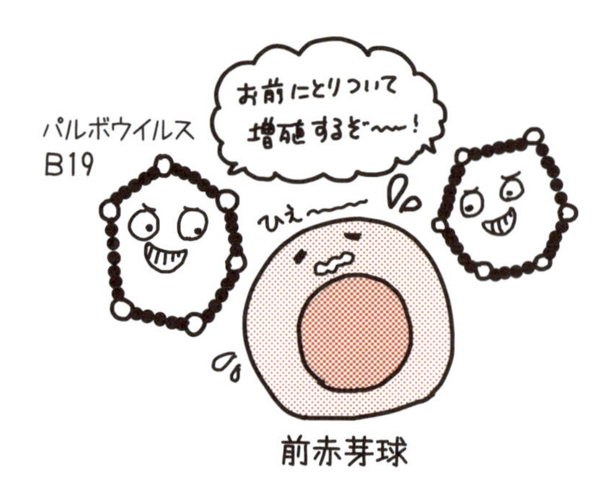

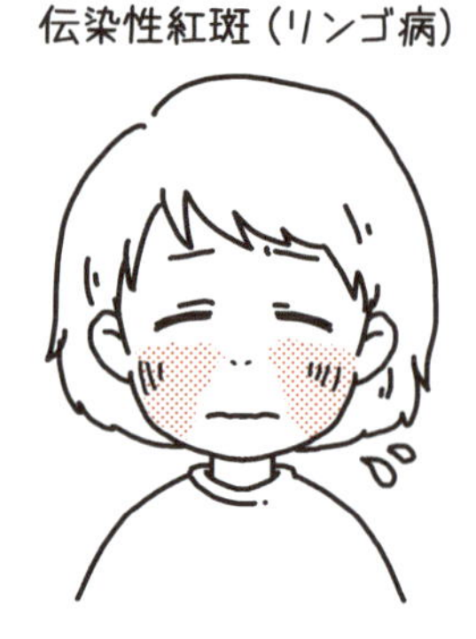

検査

- Hb＜10g/dL の正球性貧血、網状赤血球＜1%、骨髄赤芽球＜5%（特発性後天性赤芽球癆の診断基準）。白血球数と血小板数は正常である。
- **ヒトパルボウイルス B19-IgM 抗体**、体部 CT 検査（胸腺腫、悪性リンパ腫の検索）、抗核抗体。

鑑別診断

- ヒトパルボウイルス B19 の初感染は、発熱、赤芽球癆に加えて、血清ヒトパルボウイルス B19-IgM 抗体が陽性であれば診断がつく。
- 約 2 割に合併する胸腺腫は、胸部 CT または MRI 検査にて診断する。
- 薬剤性の被疑薬はアザチオプリン、フェニトイン、イソニアジドが有名であるが、抗菌薬、エリスロポエチン製剤の報告もある。
- 女性患者では、膠原病の有無を検索する。

治療

- ヒトパルボウイルス B19 感染による急性赤芽球癆は、数週間以内に自然軽快する。薬剤性は被疑薬中止後、4 週間以内に貧血が改善する。例外として、エリスロポエチン製剤に対する自己抗体による続発性は遷延する。
- 原因不明の特発性は**シクロスポリン**で治療を行う。
- 胸腺腫に伴う赤芽球癆に対して胸腺摘出を行っていた時代もあったが、有効性が低いことが判明し、近年は免疫抑制剤（シクロスポリン、副腎皮質ステロイド）が選択されている。シクロスポリンの有効率は約 8 割と高く、ステロイドよりも良好である。
- **大顆粒リンパ球白血病**は、名前は恐ろしいが慢性に経過する疾患で、10 年生存率は 9 割と高い。赤芽球癆合併例は免疫抑制剤により治療する。

専門医に紹介するタイミング

- 急性の経過をとるパルボウイルス B19 感染、薬剤性はジェネラリストが対応できる。特発性赤芽球癆はシクロスポリンに対する反応性が高く、免疫抑制剤の処方に慣れているジェネラリストであれば診療できる。
- 悪性リンパ腫、大顆粒リンパ球白血病、胸腺腫の合併例は、血液専門医を紹介すると良い。

第2章

白血球の異常

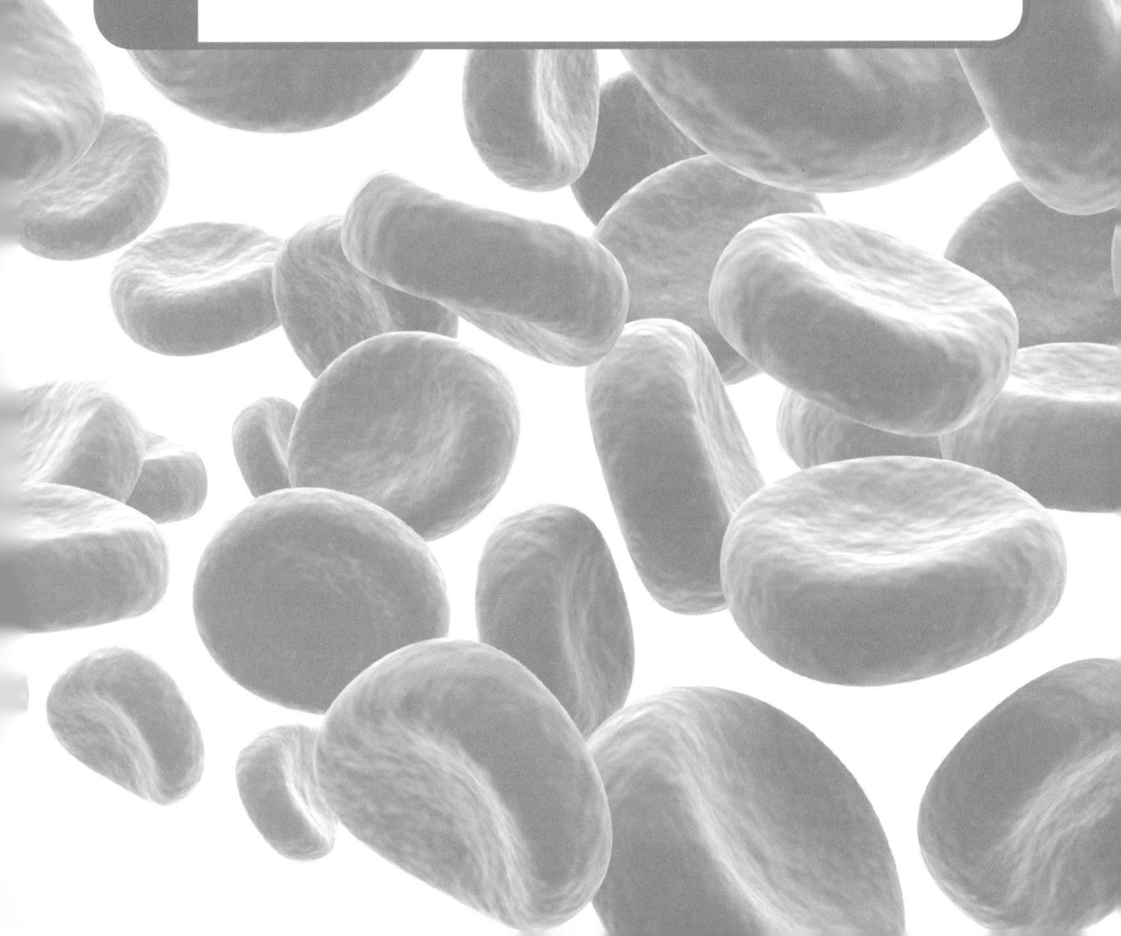

無顆粒球症

◉ 顆粒球＜500/μL を無顆粒球症と呼ぶ。
◉ 救急対応が必要な発熱性好中球減少症（FN）になりやすい。
◉ 無顆粒球症は、感染症、薬剤、膠原病、栄養不足で起こる。

- 好中球は細菌感染のかなめである。好中球が 1,000/μL 以下になると細菌感染症を合併しやすい。37.5℃以上の発熱と好中球 500/μL 以下、または好中球 1,000/μL 以下で 48 時間以内に 500/μL 以下になることが予測される場合、**発熱性好中球減少症**（febrile neutropenia：**FN**）と診断する。
- 無顆粒球症の原因として最も多いのは**ウイルス感染症**である。麻疹、風疹、EB ウイルスに加えて、AIDS 患者でも好中球が減少する。**重症細菌感染症**でも好中球が消費されて減少することがある。
- **薬剤性**の好中球減少は、抗甲状腺薬、抗てんかん薬、抗がん剤、抗菌薬、抗精神病薬、抗胃潰瘍薬、免疫抑制剤などで起こりやすい。
- SLE、関節リウマチなどの膠原病で好中球減少症を合併することも多い。ビタミン B_{12} や葉酸など栄養素の不足でも、好中球が減少する。

診察のポイント

- 好中球減少の患者を診たら、感染症、服薬状況、膠原病の有無を最初に確認する。例えば、発熱と皮疹があればウイルス感染症を疑い、精査を進める。
- 同時に、服薬状況を確認する。好中球減少の原因になりやすい薬剤を内服し

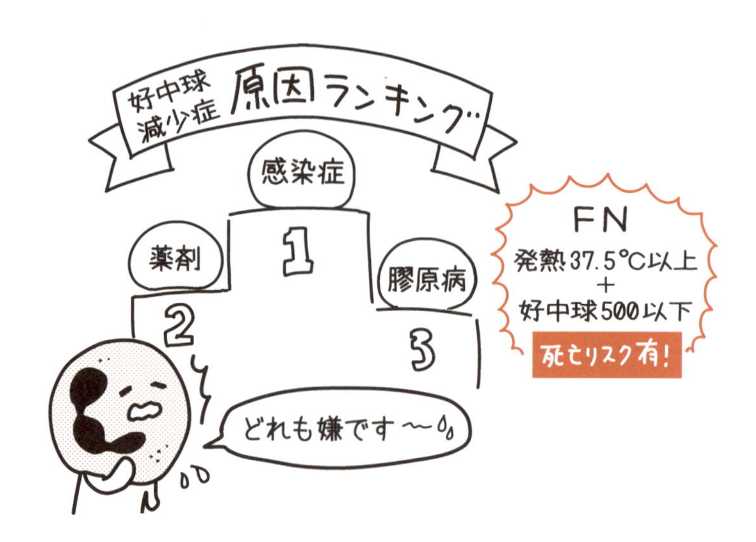

ていれば、中止または他薬に変更する。血液疾患患者においては、治療に用いる免疫抑制剤、抗ウイルス剤でも好中球減少が起こりえることに注意する。

検査

- 好中球減少患者が発熱していれば、**敗血症性ショック**の危険性がある。速やかに感染の原因を調べ、血液培養２セットを提出の上、広域抗菌薬を開始する。ウイルス感染を疑うときは、抗ウイルス抗体のペア血清、サイトメガロウイルス抗原などを測定する。
- 膠原病を疑う症例では抗核抗体、特異抗体を調べる。薬剤性好中球減少については、被疑薬を用いた**リンパ球刺激試験（DLST 試験）**も考慮する。

鑑別診断

- まずウイルス感染症、重症細菌感染症の有無を確認する。
- 発熱など感染症を疑う症状がなければ、薬剤性を疑い服薬状況を確認する。疑わしい薬剤はできるだけ中止または他薬に変更する。数日以内に好中球が回復すれば、薬剤性の可能性が高い。
- 高齢者は複数の薬剤を服用しており、同時にすべて中止すると被疑薬の特定が難しい。理論的には１つずつ中止して原因を同定することが可能であるが、実際にはそのような対応は難しく、一挙に中止することが多い。
- 女性患者で発熱、関節痛、日光過敏症、皮膚症状などがあれば、**膠原病**を疑い精査を進める。
- 被疑薬を中止し、感染症、膠原病、栄養不足を否定しても好中球減少が遷延する場合、高齢者であれば**骨髄異形成症候群**（MDS）も鑑別診断に挙げる。

治療

- 無症状であれば、経過観察により自然回復を待つ。
- 発熱がある患者は、発熱性好中球減少症診療ガイドラインを参考に、速やかに広域抗菌薬による治療を開始する。重症度に応じて、抗菌薬の予防投与、好中球減少症治療薬（フィルグラスチム）の投与を検討する。

専門医に紹介するタイミング

- 感染症や薬剤による好中球減少は、感染症の治療と被疑薬の中止で解決するので、専門医への紹介は不要である。

急激な経過をとる血球貪食症候群

◉緊急対応が必要な血液疾患の 1 つである。
◉高サイトカイン血症による発熱と汎血球減少が特徴。
◉基礎疾患として悪性リンパ腫、ウイルス感染症、膠原病が多い。

- **血球貪食症候群**（hemophagocyic syndrome：HS）には先天性と後天性がある。後天性は、ウイルス感染（**EB ウイルス**、**CMV** など）、悪性リンパ腫、膠原病（**成人発症 Still 病**など）が原因となる。
- 高サイトカイン血症により活性化したマクロファージが血球を貪食し、汎血球減少をきたす。約 1 割は重症化し、肝障害、DIC、多臓器不全により死亡する。別名**マクロファージ活性化症候群**、海外では hemophagocytic lymphohistiocytosis：HLH と呼ばれる。
- 基礎疾患の種類により、ウイルス関連血球貪食症候群（virus-associated HS：VAHS）、リンパ腫関連血球貪食症候群（lymphoma-associated HS：LAHS）とも呼ばれる。

診察のポイント

- 発熱、脾腫、血球減少、肝障害を特徴とする。38℃を超える発熱のため、体力を著しく消耗する。重症例では肝障害が進行して黄疸を来し、血小板減少と DIC を合併すると全身に**皮下出血斑**を認める。

検査

- 発熱、血算（2 系統以上の血球減少を認める）、凝固検査、血清フェリチン高値、sIL-2R 高値、高トリグリセリド血症、低フィブリノーゲン血症、骨髄検査（マクロファージによる血球貪食像）、各種ウイルス検査（EBV, CMV）、造影 CT 検査（悪性リンパ腫の有無を確認）。

鑑別診断

- **不明熱**の精査で紹介されることが多い。38℃を超える発熱が続き、膠原病、感染症（感染性心内膜炎、膿瘍）、がん（悪性リンパ腫）の鑑別診断を進める中で、汎血球減少症と肝障害が急速に進行することで気が付く。その際、血

清フェリチン値 > 500 ng/mL、sIL-2R > 2,400 IU/mL が目安となる。

- **骨髄穿刺**を行い、塗抹標本でマクロファージによる血球貪食像を確認して血球貪食症候群と診断する。血球貪食像が見つからなくても、他の検査値を参考に臨床的に血球貪食症候群と診断して治療を開始して良い。

治療

- 基礎疾患の治療に加えて、副腎皮質ステロイド（ステロイドパルス療法）、輸血（赤血球、血小板、新鮮凍結血漿）を行う。
- 重症例に抗がん剤の VP-16、免疫抑制剤のシクロスポリンとステロイドを併用することもある（いずれも保険適応外）。LAHS は原疾患の悪性リンパ腫に対する化学療法（例：R-CHOP レジメン）を行う。
- 家族性 HLH の根治療法は造血幹細胞移植であるが、アメリカでは IFN-γ に対する抗体医薬が実用化されている。

専門医に紹介するタイミング

- 重症度と基礎疾患の種類により判断する。VAHS と成人発症 Still 病による血球貪食症候群はステロイドパルスが基本なのでジェネラリストが対応できる。
- LAHS は悪性リンパ腫に対する抗がん剤が必要となるため、血液専門医を紹介する。

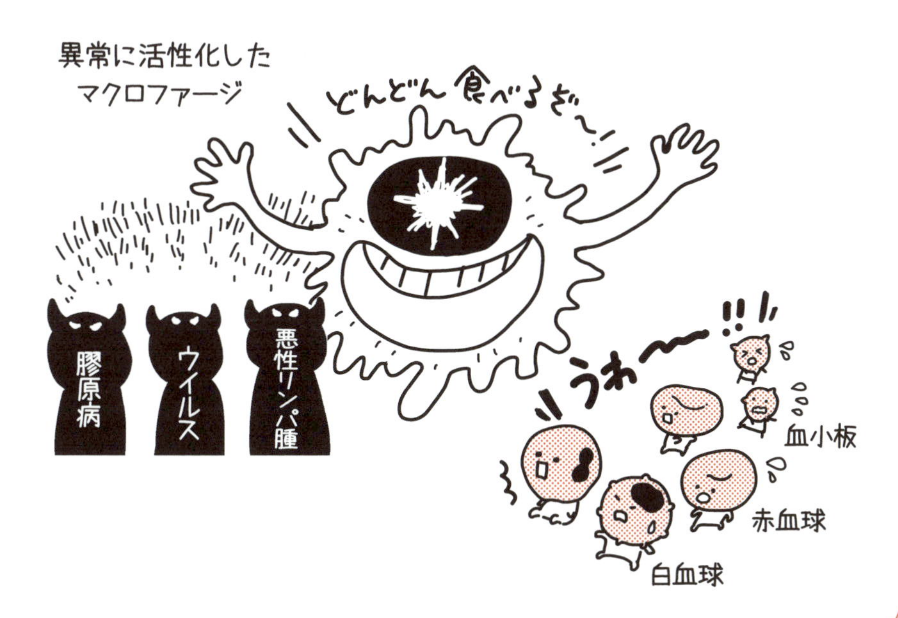

ファーストキスで感染

◉伝染性単核球症はEBVの初感染による発熱、咽頭炎、リンパ節腫大、異型リンパ球増加症を特徴とする疾患である。
◉成人期に感染すると、約7割が伝染性単核球症を発症する。
◉ほとんどの症例は自然軽快する。

- 子供の9割は、幼少期に **Epstein-Barr ウイルス**（**EBV**）感染を経験する。
- 未感染の若者が、年頃になり初めてキスをすると、唾液を介してEBV感染が成立する。このうち最大7割が**伝染性単核球症**を発症する。
- 感染から数週間後に、発熱、咽頭炎、両側頸部のリンパ節腫大が現れる。医療機関を受診すると、採血結果で白血球が1万/μL以上に増え、しかも異常細胞があるため、プライマリケア医が急性白血病を疑い慌てることがある。

診察のポイント

- 発熱、咽頭炎、扁桃腺腫大、両側頸部の圧痛を伴うリンパ節腫大、軽度の脾腫を認める。前医でペニシリン系薬剤が処方されていると、薬疹がみられる（ペニシリン系薬剤の投与は禁忌）。これらの症状は数週間で自然軽快する。
- 左脇腹の痛みを訴える患者は脾梗塞を疑い、造影CT検査にて脾臓破裂の危険性を評価する。

検査

- 通常、10%以上の**異型リンパ球**を含む白血球数の増加を認める。白血球数は1万〜2万/μLになることが多い。EBVはBリンパ球に感染するが、反応性に **CD8 陽性細胞**が増える。9割以上の症例で肝機能障害を合併する。
- 急性期は、ウイルスカプシド抗原（VCA）に対する **VCA-IgM 抗体**、**VCA-IgG 抗体**が陽性となる。VCA-IgM陰性、VCA-IgG抗体陽性、抗EBNA抗体陽性であれば、過去の感染と診断する（図）。

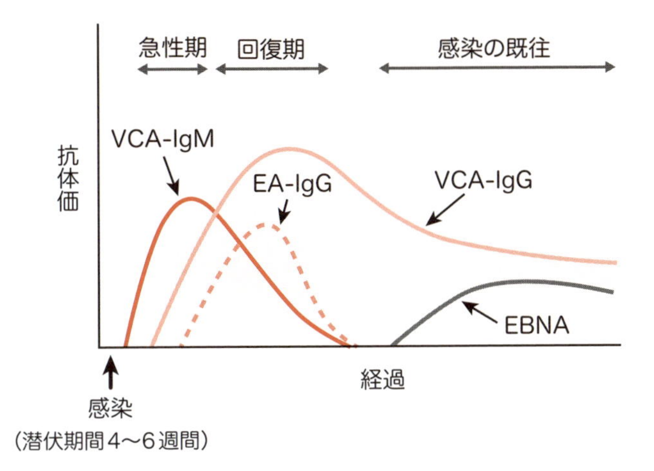

鑑別診断

- 伝染性単核球症の9割はEBV感染が原因であるが、サイトメガロウイルス(CMV)、HIV感染でも起こりえる。

治療

- 伝染性単核球症は数週間で自然軽快する。高熱が続いて体力を消耗するようであれば、解熱剤を処方する。原則として入院は不要であるが、食事をとれないことによる脱水症、脾梗塞を合併する場合は入院措置とする。

専門医に紹介するタイミング

- 9割は自然軽快するが、血球貪食症候群、脾梗塞を合併した場合、血液内科医、外科医と相談する。
- 慢性活動性EBV感染症を疑う場合、末梢血中のEBV DNA量の上昇を確認して、感染症専門医、血液専門医を紹介する。

健康診断で白血球が多い

◉ 発熱、咳、腹痛などの症状があれば、感染症を疑う。
◉ 無症状であれば、喫煙歴を確認する。
◉ 好酸球増加はアレルギー、寄生虫感染、膠原病、がんを疑う。
◉ 好塩基球増加は慢性骨髄性白血病を疑う。

- 白血球は炎症に伴い増加する。健康診断で偶然、白血球増加を指摘された症例の多くは、感冒、喫煙、慢性炎症であることが多い。二次検診時に白血球分画（百分率）を調べれば、鑑別診断を絞り込める。

診察のポイント

- 初診では、症状の有無を確認する。例えば、健康診断を受ける数日前に感冒に罹患していれば、再検査で正常化する可能性が高い。
- 症状がない場合、喫煙歴を確認する。1日20本以上の喫煙者の咽頭は赤くなっている。
- 圧痛を伴う頸部リンパ節腫大があれば、咽頭炎と頸部リンパ節炎に伴う白血球増多症を疑う。リンパ節が腫れているのに圧痛がない場合、高齢者であれば、がんの転移と悪性リンパ腫を疑う。
- アトピー性皮膚炎や喘息でも白血球増多症となるので、問診と診察は重要である。

検査

- まずは血算（WBC、RBC、PLT）の再検査と**白血球分画**（百分率）を提出する。再検査結果が正常であれば、健診時の感冒を疑う。
- 芽球（白血病細胞）を認める場合、血液がんを疑い骨髄検査を行う。リンパ系腫瘍を疑えば、腫瘍マーカーである可溶性IL-2レセプター（**sIL-2R**）提出と造影CT検査を行い、リンパ節と脾臓の腫れを調べる。
- **慢性骨髄性白血病**（CML）は、末梢血のbcr-abl融合遺伝子がPCR検査（保険適応）で陽性となれば診断が確定する。

鑑別診断

- 喫煙者であれば、咽頭炎に伴い好中球が増加する。喫煙が原因であることを証明するには、禁煙後に白血球数が正常化することを確認すれば良いのであるが、愛煙家が禁煙するのは難しいことが多く、軽度の白血球減少症であれば経過観察とすることが多い。
- 好酸球が増加していれば、薬剤アレルギー、アトピー性皮膚炎、膠原病、気管支喘息、寄生虫感染、がんを疑う。膠原病は、身体所見（発熱、関節痛、皮膚所見など）、抗核抗体により診断する。寄生虫感染は、食歴の確認（肉や魚の生食、無農薬野菜）と便検査（虫卵）を行う。
- 血液がんのうち好酸球が増えるのは、若年者に多い**ホジキンリンパ腫**と高齢者に多い**骨髄異形成症候群**である。慢性好酸球性白血病の診断名は有名であるが、大変珍しい疾患であり筆者も診療経験がない。

治療

- 感染症と炎症に伴う白血球増多症であれば、基礎疾患を治療すれば正常化する。
- 慢性骨髄性白血病（慢性期）は、チロシンキナーゼ阻害薬イマチニブ（グリベック®）により、9割は天寿を全うできる時代となった。

専門医に紹介するタイミング

- 好酸球性多発血管炎性肉芽腫症、慢性骨髄性白血病と診断されたら、膠原病、血液の専門に紹介する。

皮膚がかゆくて好酸球増多

◉アトピー性皮膚炎を疑い、問診と診察を行う。
◉皮膚炎、好酸球増多、発熱、関節痛、神経痛など多彩な所見があれば、膠原病も念頭に置く。
◉皮膚炎と好酸球増多が別の原因によることもあるので注意する。

- 白血球には顆粒球（好中球、好酸球、好塩基球）、リンパ球、単球がある。このうち好酸球は、細胞質にエオジンに染まる好酸性顆粒を持つ血液細胞であり、主に寄生虫に対する免疫応答とアレルギー反応を受けもつ。
- 好酸球は、生物の進化において原始的な免疫細胞である。先進国では寄生虫感染が減る一方、**喘息**や**アトピー性皮膚炎**などアレルギー性疾患に伴って**好酸球増多**を示す症例が増えている。

診察のポイント

- 軽症のアトピー性皮膚炎の患者は、健康診断時に自己申告しないことがある。このため、好酸球増多の二次検診では、アトピー性皮膚炎の有無を問診し、皮疹が出やすい部位（頸部、肘内側、ひざ内側）の診察を行う。
- 気管支喘息でも好酸球が増えることから、喘息発作と治療歴を問診する。喘息は発作が起きていれば気管支狭窄音（連続ラ音）が聴取できるが、発作がないときに聴診しても異常はないことに注意する。
- 発熱、関節痛、神経痛など多彩な所見があれば、**ANCA関連血管炎**など膠原病を疑う。

検査

- 血算と白血球分画（百分率）の再検査に加えて、アレルギー疾患を疑うのであれば非特異的IgE、抗原特異的IgE（例：ハウスダスト、花粉、ソバ、エビ、カニ、卵）を提出する。
- 膠原病を疑えば、抗核抗体、ANCA関連抗体などを提出する。
- 寄生虫感染を疑う場合、便の**虫卵検査**を提出する。たまに研修医が「検便を提出しておきました」と報告するが、便潜血検査はロボットが便中のヘモグロビンを自動検出するのに対し、虫卵検査は技師が顕微鏡で便中の虫卵を探すので検査の目的が異なることに注意する。

- 薬剤アレルギーでは、被疑薬による**リンパ球刺激試験**（DLST）を考慮する。

鑑別診断

- 好酸球増多をきたす原因として、アレルギー、薬剤、膠原病、寄生虫、がんなどがある。アトピー性皮膚炎の罹患歴、特に皮膚科への通院歴があれば診断は簡単である。内科で深追いせず、あとは皮膚科医に任せればよい。
- 慢性に経過し運動時または夜間に悪化する咳は、喘息を疑う。女性では膠原病を疑い、必要に応じて自己抗体の検査を行う。
- 薬疹は多くの場合、被疑薬を開始後 4 週間以内に起こることが多いが、長期服用例でも起こることがある。

治療

- アトピー性皮膚炎は、局所の外用治療（保湿、副腎皮質ステロイド）と抗ヒスタミン薬の内服で対応する。
- 薬疹であれば被疑薬を中止し、軽症例は抗アレルギー薬、重症例は副腎皮質ステロイドの内服を併用する。眼、口腔内など粘膜の障害を伴う薬疹は**Stevens-Johnson 症候群**と呼ばれ、重症化するリスクが高い。
- 気管支喘息は、吸入ステロイド薬と長時間作用型 β 刺激薬（ICS/LABA）と抗アレルギー薬を処方する。

専門医に紹介するタイミング

- 軽症例はジェネラリストで対応できるが、アトピー性皮膚炎と喘息の重症例については抗体医薬など QOL を改善できる新規薬剤があるため専門医を紹介する。重症薬疹の場合も皮膚科医に相談する。

移り行く好酸球増多症の原因

◉ 好酸球増多症の原因として、寄生虫、薬剤、アレルギー性疾患、がん、好酸球性胃腸炎、膠原病などがある。
◉ 基礎疾患の治療が優先されるが、重症例には副腎皮質ステロイドを投与する。

- かつては寄生虫感染と結核が主な原因であったが、現代では薬剤性、アレルギー性疾患（喘息、アトピー性皮膚炎）、がん（ホジキンリンパ腫、慢性骨髄性白血病）、好酸球性胃腸炎、膠原病が原因として多い。

診察のポイント

- **アトピー性皮膚炎**の患者は自己申告しないこともあり、皮疹が出やすい首、髪の毛があたる部位、肘の慢性湿疹を注意して観察する。
- 慢性の咳が続く患者は**喘息**を疑い、胸部を聴診して連続性ラ音を聞き取る。
- 食後に腹痛、下痢、嘔気を繰り返す好酸球増多症の患者は、食物アレルギーによる**好酸球性胃腸炎**を疑い、内視鏡による病理所見で診断を確定する。
- 家族内に好酸球増多症が複数いれば**寄生虫感染**を疑い、便虫卵検査を行う。
- **膠原病**は、発熱、関節痛、皮膚所見、唾液腺、神経症状などから疑い、採血による精密検査を行う。

検査

- 体内にある好酸球の 9 割は臓器（消化管、脾臓、リンパ節）に分布し、末梢血中を流れるのは 1 割に過ぎない。成人の好酸球は白血球の 5%以下であることが多く、100 ～ 300/μL が基準値である。好酸球増加は、軽症（500 ～ 1,500/μL）、中等症（1,500 ～ 5,000/μL）、重症（5,000/μL 以上）に分類される。
- FIP1L1-PDGFRα融合遺伝子異常による**慢性好酸球性白血病**はきわめて稀な疾患であり、末梢血の遺伝子検査で診断できる。

鑑別診断

- 好酸球増多症の主な原因は、アレルギー性鼻炎、喘息、アトピー性皮膚炎などのアレルギー性疾患である。

- 寄生虫感染は便虫卵検査、肺結核は胸部X線、胃液培養検査、T-SPOT検査により診断する。好酸球性胃腸炎は、胃十二指腸病変の病理診断で局所の好酸球増加により診断をつける。
- 好酸球増多症の原因となりえる薬剤は無数にある。疑わしい薬剤を中止して好酸球が正常化することから診断するが、実際には難しいことも多い。
- ホジキンリンパ腫、慢性骨髄性白血病、骨髄異形成症候群の一部に好酸球増加を認めることがある。慢性好酸球性白血病は鑑別診断にはあがるが、きわめて稀な疾患である。
- 血液がんよりも多いのは免疫異常をきたす疾患群であり、サルコイドーシス、IgG4関連疾患、炎症性腸疾患などがある。

治療

- 好酸球数が高値でも症状がなければ、経過観察が可能である。臓器障害（発熱、咳、腹痛、皮疹など）があれば、基礎疾患の治療を行う。
- 好酸球性胃腸炎では原因となる食べ物を控え、症状が重い場合は少量の**プレドニゾロン**を投与すると腹痛が和らぐ。

専門医に紹介するタイミング

- 血液がん、膠原病が原因とわかれば、血液専門医、膠原病専門医に診療方針を相談する。
- **アレルギー性気管支肺アスペルギルス症**は、呼吸器内科専門医を紹介する。
- 喘息、アレルギー性鼻炎、脳梗塞、心筋梗塞、末梢神経障害など多彩な症状を示す**好酸球性多発血管炎性肉芽腫症**（別名Churg-Strauss症候群）は、膠原病専門医を紹介する。

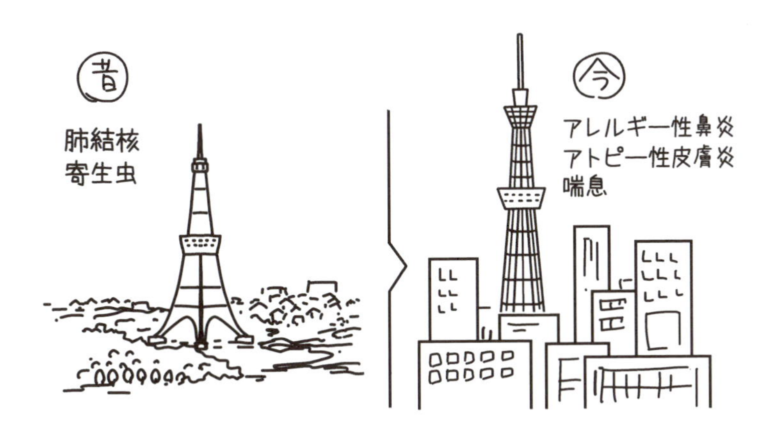

肛門から白くて長いものが出てきた！

- ◉ ミミズのような形で約 20cm なら、無農薬野菜による回虫を疑う。
- ◉ 縮れたきしめん形で数メートルなら、サケ・マスから感染した条虫を疑う。
- ◉ 好酸球増多を伴うことがある。
- ◉ 予防は生食を避け、十分に加熱する。酢と醤油では死なない。

- ある患者から相談を受けた。「恥ずかしい話だが、肛門から白くて長いものが出てきた。気持ち悪くて昨夜は眠れなかった」というのである。その謎めいた白い物体を便器から回収する勇気はなく、スマホで撮影してから下水に流したそうである。発熱や腹痛はなく、白く縮れたきしめんのような虫の形から**条虫症**が疑われた。

診察のポイント

- サケかサバの寿司を食べて数時間から数日後、胃の激痛を自覚して救急外来を受診したら、**胃アニサキス症**を疑うのは簡単である。ジェネラリストの多くは胃アニサキス症を直ちに診断して、消化器内科医に胃内視鏡による虫体確認と摘出を依頼するはずである。

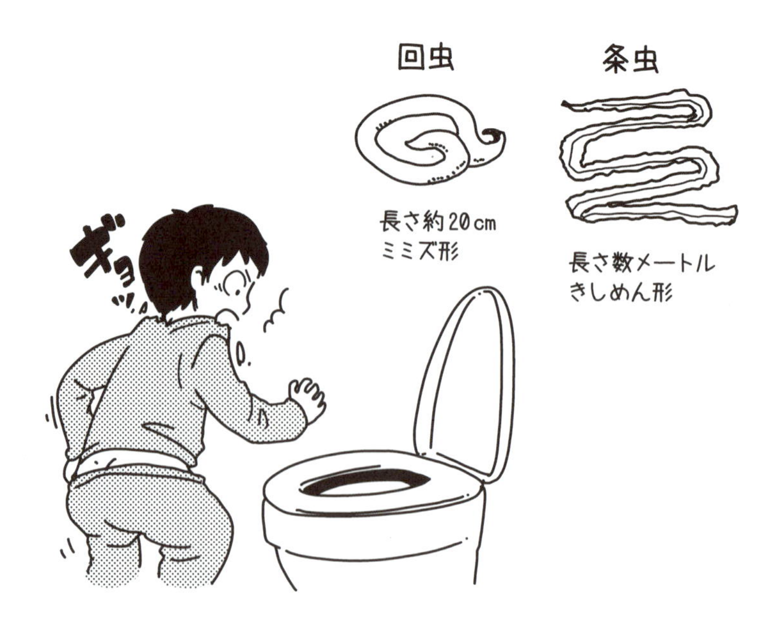

- ところが、その他の寄生虫については、はるか昔に寄生虫学で習ったものの、国家試験では捨て問題にしたため、苦手としている人が多い。
- 肛門から白いものが出てきたとき、患者は得体のしれない恐怖に陥っており、駆虫薬で治ることを最初に伝えて励ますと良い。肛門を観察しても虫が顔を出していることはないため、虫卵検査を提出する。
- 食物で感染する**条虫症**と**回虫症**では、腹部に軽い違和感を自覚することはあるが、発熱と下痢はなく、胃アニサキス症のような激痛もない。問診で肛門から出てきた白い物体の形（ミミズ形か、長くて縮れた紐か）と、食歴（養殖でない高級サケとサバ、無農薬野菜）を確認する。

検査

- **虫卵検査**がすべて。可能であれば、排便時の虫体を観察する。好酸球増多を伴うこともある。国内では寄生虫感染が激減し、虫体検査の受託を中止した大手検査機関もある。肛門がかゆい子供は、肛門にセロハンテープを貼り付ける**蟯虫卵検査**を行うが、白い虫体に遭遇することは稀である。
- いわゆるサナダ虫とは、条虫の俗称である。縮れたひも状の形が「真田紐（さなだ）」に似ていることから名づけられた。真田紐を見たことがない若者には、名古屋のきしめん、または栃木県のひもかわうどん（いずれも白くて平ら）の縮れた形と説明するとイメージがわきやすい。
- 虫体に対する特異抗体検査は、大学などの研究機関に依頼することができるが、保険適応外である。

鑑別診断

- 先述のように、虫体（虫の形と長さ）から診断を付けられる。ミミズ形で 20 cm 程度なら**回虫**。最長数メートルと長く、縮れたきしめん形であれば、恐らく**日本海裂頭条虫**である。ただし、条虫は肛門から出るときにちぎれて短くなる場合もある。
- 回転寿司に出てくるサーモン（日本海の天然物ではなく、海外で養殖されたマス）は日本海裂頭条虫に感染していないといわれる。そうすると高級寿司店に通う富裕層のみ条虫に感染することになるが、実際には広く感染しており謎が深まるばかりである。
- 回虫と蟯虫は人糞肥料による有機栽培で感染することが多い。昭和 30 年代、小学生の 25%は回虫と蟯虫に感染していた。今では感染率は 1%以下になり、2015 年に蟯虫卵検査が廃止された。

治療

- **駆虫薬**（いわゆる虫下し）を内服する。同居する家族全員が感染していることも多く、全員が治療を受ける。なお、予防としては魚と野菜の生食を避けることであるが、寿司と生野菜を避けるのも難しく、悩ましい。
- 蟯虫は肛門に卵を産み付けてかゆみをきたす。夜間にお尻をかいた子供が家中（トイレのドア、食卓など）に虫卵をまき散らし、家庭内感染が成立する。
- 条虫は刺身を食べるときに、よく観察すれば発見できることもあるらしいが、にぎり寿司のネタをはがして、光に透かしてから食べる客はいない。
- 最近、スーパーで輸入物の野菜が増えているが、発展途上国で人糞を用いた有機栽培がされていることがある。十分に洗い、可能であれば火を通すことが理想である。

専門医に紹介するタイミング

- 勤務先の病院に駆虫薬の在庫があれば、専門書を参考に患者と同居家族に処方してよい。
- 稀な疾患のため院内在庫がなければ、感染症科がある高次医療機関に電話をして紹介すると良い。もしくは、地域の保健センターに対応可能な医療機関を相談する手もある。

寄生虫の聖地「目黒寄生虫館」

東京都内の閑静な住宅街に、寄生虫研究の聖地があることをご存知でしょうか。1953 年に亀谷了医師が私財を投じて設立した、世にも珍しい寄生虫博物館です。入館無料にもかかわらず、約 300 種類の寄生虫標本が展示されており、本稿に出てきた条虫、回虫、アニサキスも実物を観察できます。寄生虫がプリントされた T シャツ、トートバッグなどのグッズも販売しています（オンラインショップあり）。

公益財団法人 目黒寄生虫館（ホームページ https://www.kiseichu.org/）
JR 山手線目黒駅から徒歩 12 分、入館無料
開館時間：午前 10 時～午後 5 時
休館日：月曜日、火曜日（祝日の場合は開館）

第3章

急性白血病

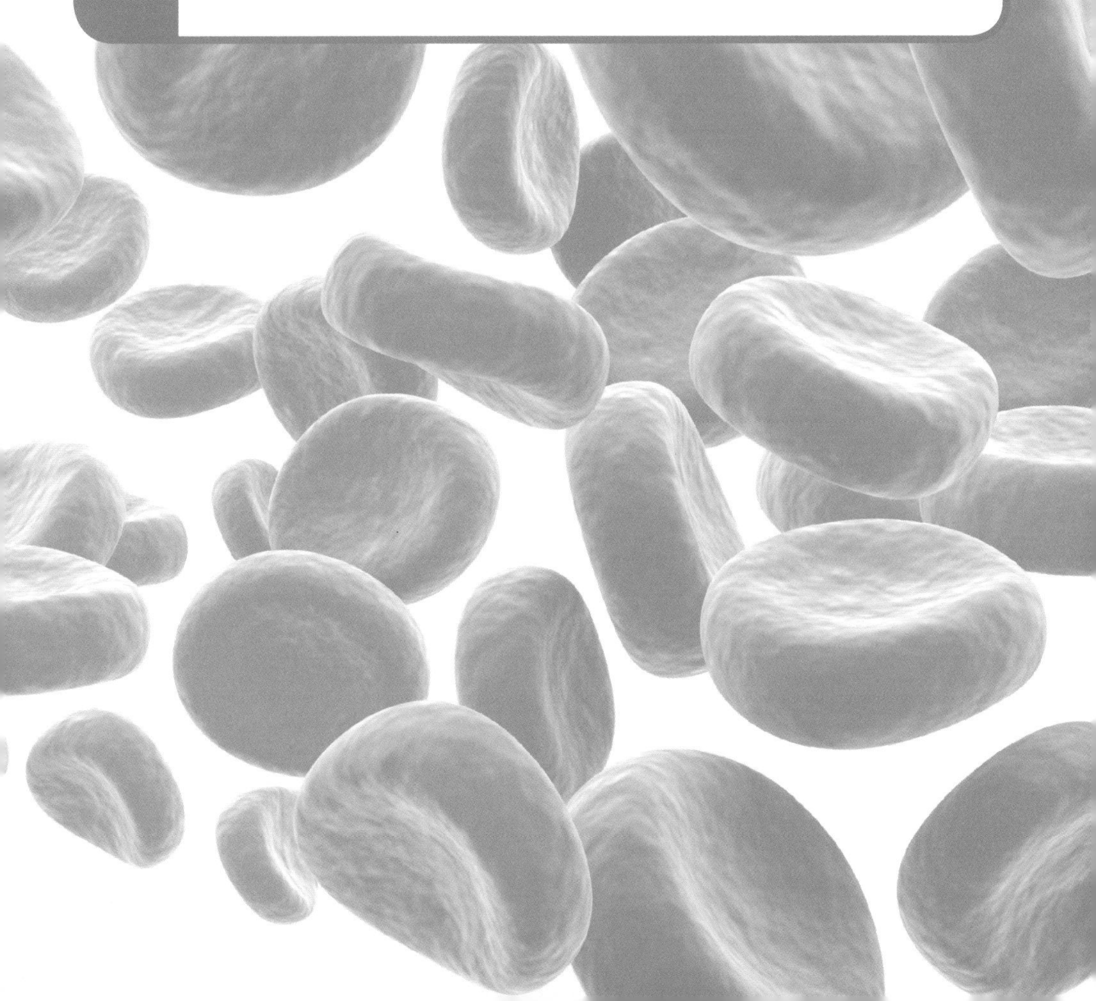

緊急事態！ 末梢血に芽球が出現

◉末梢血に芽球が出現したら急性白血病を疑う。
◉血小板減少を伴えば、さらに急性白血病の可能性が高い。
◉骨髄異形成症候群、骨髄線維症、がんの骨髄転移でも芽球を認める。

- 採血検査後、検査部から「芽球が出ています」と電話を受けたら急性白血病を疑う。**芽球**とは未熟な骨髄細胞のことであり、骨髄中の割合は健常人では5%未満であるが、急性白血病では20%以上となる。
- 末梢血に芽球が出現するのは異常事態であり、急性白血病、骨髄異形成症候群、骨髄線維症、がんの骨髄転移の鑑別診断を速やかに進める。

診察のポイント

- **急性白血病**であれば、貧血症状（労作時の動悸と息切れ、立ちくらみ、全身倦怠感）、出血症状（紫斑、鼻血、口腔内出血、不正性器出血）と感染症による発熱を認めることが多い。表在リンパ節と脾臓の腫大があれば、急性リンパ性白血病を疑う。
- **骨髄線維症**は貧血に加えて、**脾臓腫大**による腹部膨満感と食欲低下を認める。進行例では脾臓が臍部に達し、触診で脾臓の末端を触れず見落とすこともある。このため、OSCEで習ったように臍下から上に徐々に手をずらして触診する必要がある。巨大な脾臓は時に梗塞を起こし、発熱と腹痛で診断がつく。
- 固形がんの骨髄への転移を**骨髄がん腫症**という。原発巣として肺がん、乳がん、胃がん、大腸がん、前立腺がんを疑い、問診と診察を行う。

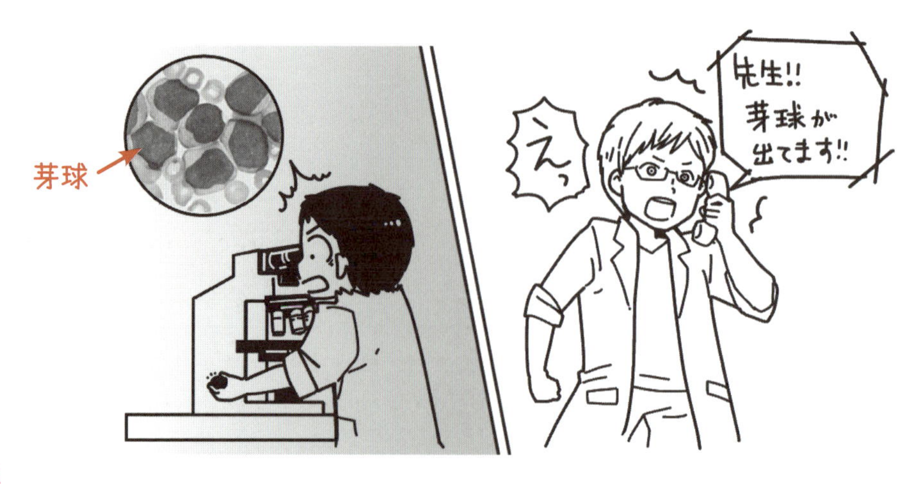

検査

- 血液検査（百分率）、顕微鏡による末梢血塗抹標本（ギムザ染色、ペルオキシダーゼ染色）、血液凝固検査、生化学、sIL-2R、骨髄検査（穿刺、生検）。
- 検査会社によっては、芽球は「異常細胞」と表記されることがある。

鑑別診断

- 芽球のフローサイトメトリー（表面抗原検査）を外注すると、結果判明まで数日かかる。可能であれば院内で**ペルオキシダーゼ染色**を行い、顕微鏡で芽球の形態を確認し、急性骨髄性白血病と急性リンパ性白血病を鑑別する。
- minor bcr-abl 融合遺伝子（**フィラデルフィア染色体**）は急性リンパ性白血病の 1 割に陽性となる。
- 骨髄検査で芽球が 20%以上であれば急性白血病と診断する。**前白血病**と呼ばれる骨髄異形成症候群（MDS）の芽球は 20%未満となる。
- 骨髄生検で上皮がんの転移があれば骨髄がん腫症、コラーゲンの増加があれば骨髄線維症と診断する。末梢血中に赤芽球と芽球が出現する状態を**白赤芽球症**と呼び、骨髄がん腫症と骨髄線維症に特徴的な所見である。
- 急性骨髄性白血病と異なり、急性リンパ性白血病では表在リンパ節と脾臓の腫大、sIL-2R が高値を示すことが多い。

治療

- 急性白血病は**化学療法**により治療する。再発・難治例は、HLA 一致ドナーが見つかれば**造血幹細胞移植**を検討する。
- 骨髄がん腫症は基礎疾患の治療と支持療法（骨痛に対するモルヒネ製剤、輸血）が中心となるが、生命予後は不良である。骨髄線維症は輸血による貧血症状の改善と、抗がん剤（JAK 阻害薬ルキソリニチブ）、局所放射線治療により脾臓の縮小効果を期待できる。

専門医に紹介するタイミング

- 急性白血病は急激な経過をとりえる致死的疾患であり、速やかに血液専門医を紹介する。骨髄がん腫症については、原発巣の専門医と連携するが、骨転移をしていると化学療法や手術の適応はなく、緩和医療になることが多い。
- 骨髄線維症は希少血液がんであり、約半数が急性白血病に進展することから、診断がついたら血液専門医に紹介する。

個性派の急性白血病

◉急性単球性白血病は歯肉が腫れる。
◉急性前骨髄球性白血病（APL）は必ず DIC を合併する。

- 急性白血病の罹患率は人口 10 万人あたり 3 人と少ない。一般内科医が生涯に 1 人遭遇する頻度とされるが、その中でも個性が強い 2 つを紹介する。
- **急性単球性白血病**は単球（マクロファージ）が、がん化して歯肉に浸潤するのが特徴である。
- **急性前骨髄球性白血病**（APL）は重度の DIC を合併し、出血傾向が強い。約 20 年前には診断初期に脳出血などで 9 割が死亡していたが、ビタミン A 誘導体とヒ素化合物の臨床応用により 8 割が長期生存できるようになった。

診察のポイント

- **急性骨髄性白血病**の病型分類は、骨髄塗抹標本を顕微鏡で観察して行うのが基本である。しかし、この 2 種類だけは理学的所見から絞り込める。
- 上下の歯肉が腫れていれば、遊走能が高い単球由来の白血病細胞が浸潤した可能性が高く、急性単球性白血病を疑う。
- 鼻血、口腔内出血、不正性器出血、広範な皮下出血、採血後の止血困難があれば、重度の DIC を合併した急性前骨髄球性白血病（APL）が疑わしい。

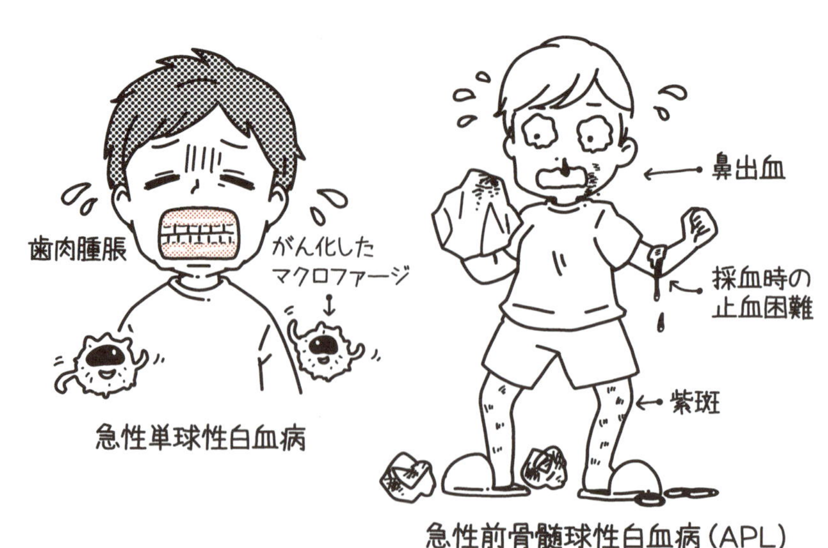

検査

- 血算、血液塗抹標本（芽球の形を観察）、ペルオキシダーゼ染色（陽性）、凝固検査（APLは血清フィブリノーゲン低値が特徴的）、骨髄穿刺（骨髄像、染色体検査、表面抗原検査）。
- 急性白血病の多くは白血球が増加するが、APLは他と異なり汎血球減少になることも多い。
- APLは止血困難なDICを合併しているため、骨髄生検は行わない。急性単球性白血病では、歯肉生検をすると局所に白血病細胞の浸潤を認める。APLの場合、PML-RARα遺伝子検査（骨髄）を提出する。

鑑別診断

- 骨髄穿刺を行い、芽球が20%以上に増えていれば急性白血病と診断する。
- 前骨髄球が増加していれば、APLと診断する。APLはt(15;17)転座によるPML-RARα融合遺伝子が陽性となる。
- 急性単球性白血病に特異的な遺伝子異常はないが、白血病細胞の形、表面抗原検査、エステラーゼ染色などにより、確定診断がつく。

治療

- 急性単球性白血病は、急性骨髄性白血病に対する一般的な化学療法を行う。若年者であれば初回の治療効果を約8割に期待できるが、長期生存は3割にとどまる。再発・難治例には造血幹細胞移植を検討する。
- APLはビタミンA誘導体の**トレチノイン**（ベサノイド®）により8割が寛解に至る。合併するDICに対して、新鮮凍結血漿（FFP）の補充と血小板輸血を連日行う。トレチノインにより白血病細胞が骨髄球に分化して死滅する過程で、急性呼吸不全を合併することがある。APLの再発例には、**三酸化ヒ素**注射液（トリセノックス®）が有効である。

専門医に紹介するタイミング

- 急性白血病は致死的な急性疾患であり、疑った時点で血液専門医に紹介する。特にDICにより出血傾向が強いAPLは、対応が遅れると数日以内に脳出血で急死する危険性があり、迅速な対応が求められる。

いきなりDICの急性白血病

- 「いきなりDIC」は急性前骨髄球性白血病（APL）を疑う。
- 白血球減少、顆粒豊富な前骨髄球、FNG低値のDICを特徴とする。
- ビタミンA誘導体とヒ素化合物が著効する。

◆ **急性前骨髄球性白血病（APL）**は、急性白血病の約1割を占める。細胞質に顆粒を豊富に持つ前骨髄球の増加とDICを特徴とする。特異的な染色体異常を有することから、精度の高い遺伝子診断が可能である。

診察のポイント

◆ 一度経験したら忘れられない特徴として、他のAMLと異なり、**白血球減少**で来院することが多い。

◆ DICと血小板減少を合併しており、全身に**皮下出血斑**を認める。鼻血、口腔内出血、不正性器出血を伴うこともあり、重症例は**脳出血**による死亡リスクがある。静脈採血後に止血が難しいこともあり、止血が確認できるまで圧迫しないと大きなあざができる。

検査

◆ 末梢血の血液像で、細胞質にアズール顆粒をもつ前骨髄球の増加、貧血と血小板減少を認める。APTT延長、PT-INR延長、フィブリノーゲン（FNG）低値、D-dimer高値を示す。

◆ 骨髄穿刺で前骨髄球の増加を確認する。細胞質に赤い棒状の**アウエル小体**をもつ**ファゴット細胞**が見られることもある（p.103参照）。

◆ 染色体検査（骨髄）で**t(15;17)転座**が判明する。染色体検査は結果判明まで1～2週間かかるが、末梢血または骨髄液で転座に由来する**PML-RARα融合遺伝子**のPCR検査を提出すれば数日で結果が届く。

鑑別診断

◆「いきなりDIC」で来院した白血病の多くはAPLである。急性骨髄性白血病（AML）の一部にもDICを合併することはあるが軽症であり、前骨髄球の増加を認めればAPLと診断できる。

- 染色体検査と遺伝子検査の結果が到着するまで日数がかかるため、臨床的にAPLと診断して、ビタミンA誘導体の**トレチノイン**（ベサノイド®）を開始してよい。診断が1週間遅れると脳出血などで致命的になりえるので、医学的判断で治療開始することが妥当とされる。なお、胸部X線写真に陰影を認めた場合、肺炎と肺出血の鑑別診断を行う。

治療

- 急性期の死亡原因は脳出血である。トレチノイン（all-trans retinoic acid：ATRA）投与により白血病細胞が好中球に急速に分化して死滅する過程でARDS、肝障害、腎障害、DICなどの多臓器不全を起こすことがある（**ATRA症候群**という）。白血病細胞の数が多いとATRA症候群を合併しやすいため、必要に応じて抗がん剤（イダマイシン、Ara-C）、ステロイドを併用する。
- DICによる致死的な出血を予防するため、血小板輸血と新鮮凍結血漿（FFP）による補充療法を十分行う。未分画ヘパリンの投与は、出血による死亡リスクが高まるため推奨しない。
- 再発例の約8割に**三酸化ヒ素**（トリセノックス®）が有効である。三酸化ヒ素の無効例には、造血幹細胞移植か**ゲムツズマブオゾガマイシン**（マイロターグ®）を検討する。マイロターグは、APL白血病細胞のCD33表面抗原に対する抗体に抗がん剤を結合させた分子標的治療薬である。

専門医に紹介するタイミング

- 骨髄異形成症候群（MDS）と比べて、APLの死亡リスクは高く、病気を疑った時点で血液専門医に紹介する。

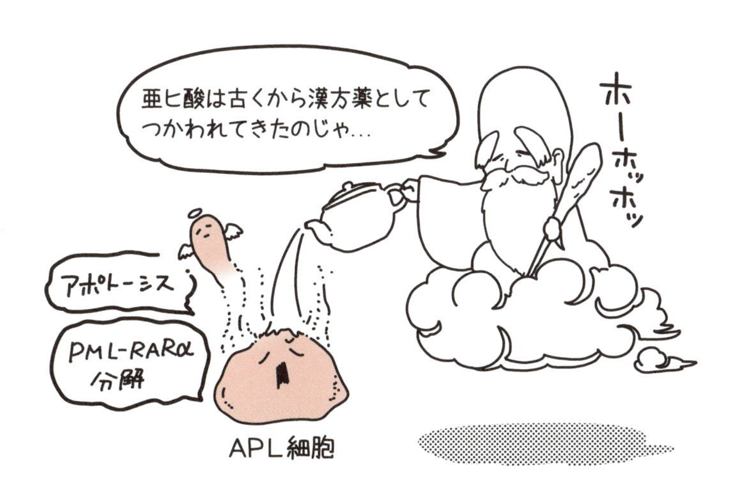

痛くない骨髄検査

◉上手な医師が行う骨髄検査は痛くない。
◉医療事故リスクが高い胸骨からの骨髄穿刺は行わない。
◉十分に骨膜下麻酔を行った部位を穿刺すれば無痛検査になる。

- 骨髄検査は通称「マルク」と呼ばれ、ドイツ語の mark（骨髄）に由来する。骨髄検査には、骨髄液を吸引して塗抹標本を作製するための**骨髄穿刺**と、棒状の骨髄組織を採取するための**骨髄生検**の２種類がある。
- 骨髄検査は痛いと言われるが、上手な医師がすれば痛みはない。無痛検査の秘技を伝授する。

骨髄穿刺

- 胸骨からの骨髄検査は原則として禁止されており、より安全な腸骨から行う。後腸骨稜の皮下を局所麻酔後、骨膜下を十分に麻酔する。その部位に**穿刺針**を当てれば痛みはない。患者が痛がる時は、麻酔が足りないか、麻酔をかけていない場所を穿刺している可能性が高い。穿刺針が腸骨表面に達した後、約１～2cm 針を進めて**内筒**を抜き、骨髄液を採取する。
- 骨髄液を吸引する際に、内臓痛を自覚することが多い。「少し違和感がありますよ」とあらかじめ声をかけておく、あるいは吸引時に息を止めると、患者の痛みは軽減する。なお、高齢者は骨が柔らかく、痛みは弱いことが多い。
- 吸引する骨髄液は 1mL 以下とする。大量に吸引すると末梢血の混入により骨髄液が希釈され、骨髄像（特に芽球率）が不正確になる。例えば、芽球30％で白血病と診断されるべき症例が、下手な手技で検体が希釈されると芽球 10％の骨髄異形成症候群（MDS）になりかねない。

骨髄塗抹標本の作製

- 吸引した骨髄液を、注射器から速やかにガラス製の時計皿に出す。あらかじめ用意したスライド 10 枚に塗抹し、**骨髄塗抹標本**を作製する。塗抹後、冷風（うちわ、冷風ドライヤー）で乾燥させる。欧米では風乾（自然乾燥）させるため、細胞質が縮んで観察される。
- 時計皿に残りの検体を 10 分以上置くと凝固反応が進む。完成した血餅（けっぺい）をホルマリン容器に入れ、病理診断部に提出する。**血餅標本**は骨髄中の細胞密度、細胞の形態などを観察するのに適した標本で、生検検体が採取できない時の代用になる。

染色体検査、表面抗原検査

- 骨髄穿刺時に、少量（約 0.2 mL）の未分画ヘパリンで内部を濡らした注射器を用いて、2 回目の吸引（骨髄液 1 mL）を行う。0.5 mL ずつ、染色体検査（G-banding）と表面抗原検査の専用試験管 2 本に分注し、検査部に提出する。特殊な遺伝子検査（例：CML の BCR-ABL、APL の PML-RAR α）が必要であれば、3 等分して提出する。

骨髄生検

- 骨髄穿刺後、速やかに麻酔をかけた部位を狙って**骨髄生検針**を進める。患者が痛みを訴える場合、麻酔が切れたか、あるいは麻酔が効いていない部位を刺している可能性が高い。
- 腸骨表面から 1 cm 針を進め、生検針が固定したことを確認後、内筒を抜いて 2cm 針を進める。検体採取用の内筒を入れ、生検針を抜けば検査は終了となる。
- 適切な検体の長さは約 2 cm である。1 cm 以下では、検体が不足する恐れがある。

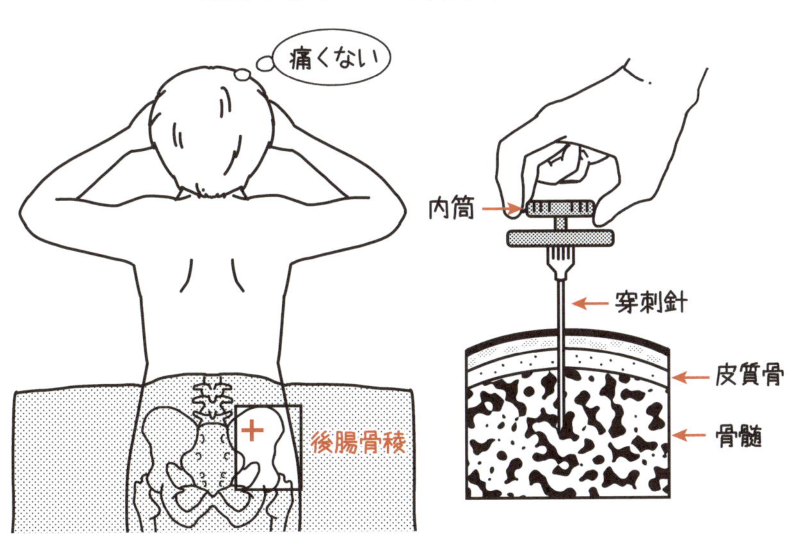

- 穿刺と比べて生検の方が手技は難しい。特に多発性骨髄腫の高齢者の腸骨は大変柔らかい。若くて体格の良い研修医が生検針を勢いよく刺した結果、腸骨の腹側に突き抜けて後腹膜血腫を起こした医療事故が過去に報告されている。指導医は、穿刺の深さを厳しく監督する必要がある。

胸骨穿刺

- 原則として胸骨穿刺は禁止されている。その理由は、過去に胸骨穿刺の際に胸骨が骨折して心タンポナーデを起こした医療事故が報告されているからである。
- ただし、腸骨が**ドライタップ**（骨髄液が引けない状態）で、臨床的に急性白血病を疑い、どうしても骨髄液を採取する必要がある場合、血液専門医が胸骨を穿刺することがある。この際、胸骨を突き抜けないよう、穿刺針の安全装置で穿刺できる深さをあらかじめ制限することが必須である。患者に恐怖を与えないよう目隠しをする。

生検検体によるスタンプ標本

- 骨髄線維症、骨髄がん腫症（がんの骨髄転移）、急性白血病の一部（著しく過形成の状態）は、ドライタップになり骨髄液を採取できない。そこで、生検した骨髄検体をホルマリン固定する前に、骨髄塗抹標本用に用意したスライド２枚にスタンプ標本を作製すれば、１時間後にはギムザ染色で芽球の形を観察することができる。

オンコロジー・エマージェンシー

- **がん患者の容態が数時間〜数日以内に急変するリスクがある状態を、オンコロジー・エマージェンシーと呼ぶ。**
- **急性白血病（初発）、腫瘍崩壊症候群、高カルシウム血症、脊髄圧迫、上大静脈症候群がある。**
- **腫瘍細胞の大量破壊に伴う多臓器不全（急性腎不全、電解質異常、不整脈）を腫瘍崩壊症候群と呼ぶ。**

- 固形がんと比べて、血液がんの細胞増殖速度は速い。数時間以内に治療を始めないと死亡、または重度の後遺症を残す病態もあり、気を抜いてはいけない。病棟においても、救命救急なみの即断が求められる。

急性白血病（初発）

- 特に若年者の急性白血病（初発）は、治療を始めないと数日以内に白血病細胞が急速に増加して、後述する**腫瘍崩壊症候群**や、血小板減少による**脳出血**、**重篤な感染症**、**DIC** を合併することが多い。このため、骨髄検査で芽球（白血病細胞）が20%以上に増えていることを確認したら、速やかに抗がん剤による寛解導入療法を開始する。
- 一方、高齢者の白血病は増殖速度が遅いことが多く、染色体検査の結果を待って治療戦略を決めることもある。

腫瘍崩壊症候群
バーキットリンパ腫
急性リンパ性白血病
悪性リンパ腫
で起こりやすい
・増殖速度が速い
・化学療法に感受性が高い
・腫瘍の量が多い

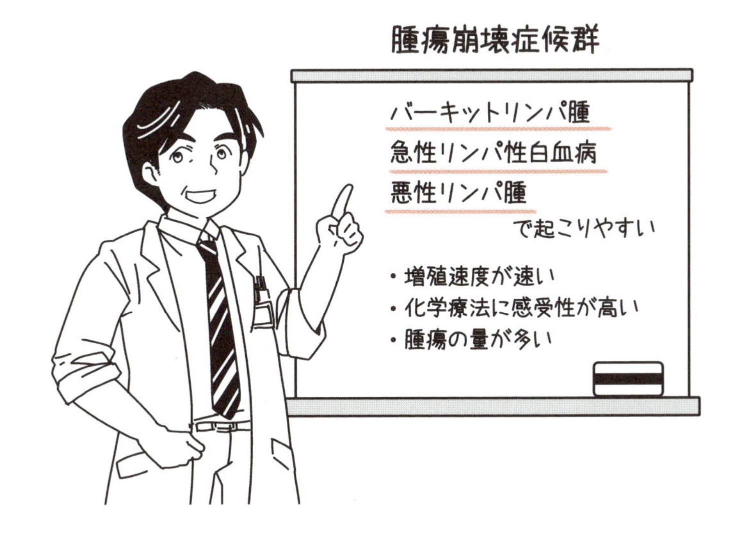

腫瘍崩壊症候群

- 抗がん剤によって大量の腫瘍細胞が急激に破壊された結果、高尿酸血症、高カリウム血症、高リン血症を起こし、急性腎不全、不整脈、突然死を合併することがある。これを**腫瘍崩壊症候群**と呼ぶ。
- **バーキットリンパ腫**、白血球数10万/μL以上の**急性リンパ性白血病**（ALL）、巨大腫瘤のある**悪性リンパ腫**は腫瘍崩壊症候群を起こしやすい。
- 腫瘍崩壊症候群を予防するために、十分量の補液（1日あたり3L以上）と、**尿酸降下薬**（アロプリノール、フェブキソスタット）の投与を抗がん剤を始める前日から開始する。
- 運悪く腫瘍崩壊症候群を発症した場合、**血液透析**による電解質と体液量の補正が必要となる。
- 高リスク群には、尿酸を排泄するラスブリカーゼ（ラスリテック®）の投与を検討してもよい。

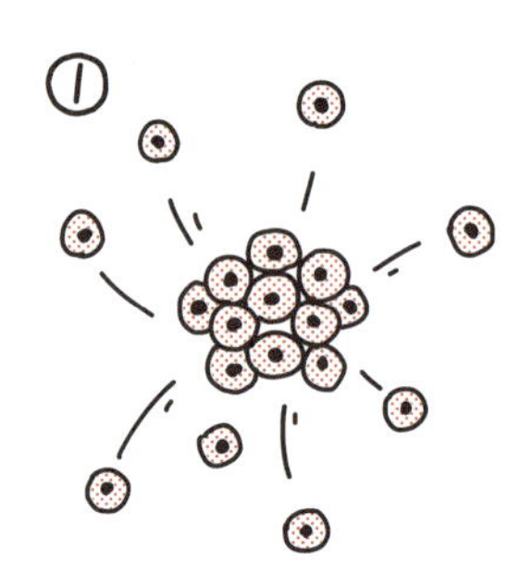

腫瘍の崩壊に伴い、

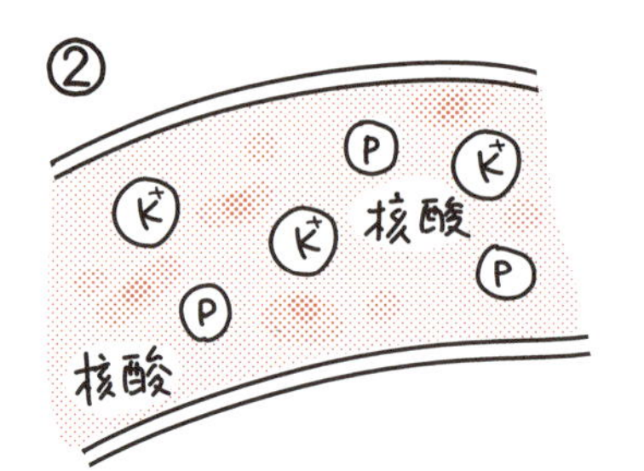

大量のK、リン、核酸が
血中に放出され、高K血症
を起こすとともに、

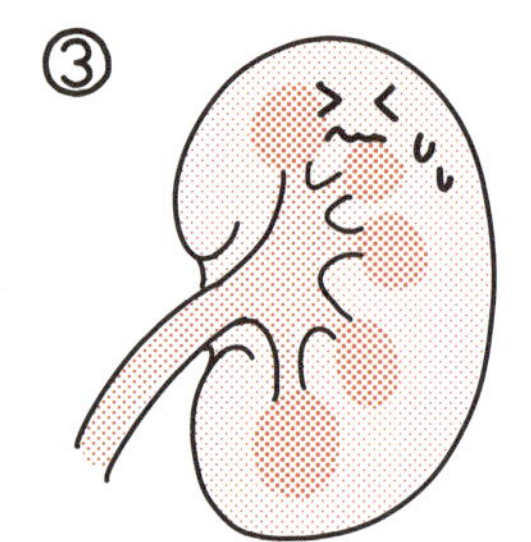

尿細管にリン酸Caや
尿酸が沈着して
急性腎不全を起こす

高カルシウム血症

- 高カルシウム血症の主な症状は悪心、嘔吐、倦怠感であり、重症例では意識障害を伴う。
- **多発性骨髄腫**や**成人T細胞性白血病／リンパ腫**（**ATLL**）の患者が高カルシウム血症による意識障害で救急搬送され、その後、血液がんと診断されることがある。ATLL細胞はPTH-rP（副甲状腺ホルモン関連蛋白）を分泌し、破骨細胞増殖因子RANKLを介して破骨細胞を活性化し、骨吸収と高カルシウム血症が進む。多発性骨髄腫は骨病変を作りやすく、骨吸収に伴い高カルシウム血症となる。

- 治療は、脱水を補正する**生理食塩水**（1日2～3L）、ビスフォスフォネート製剤の**ゾレドロン酸**（ゾメタ®）、**カルシトニン**製剤（エルシトニン®）がある。ゾレドロン酸の効果発現は24時間以上かかるため、即効性があるのは補液、カルシトニン製剤である。
- 多発性骨髄腫による骨病変があれば、抗RANKLモノクローナル抗体製剤**デノスマブ**（ランマーク®）も選択できる。デノスマブの治療効果は高いが、投与回数が4週間に1回と半減期が長く、低カルシウム血症が遷延してカルシウムとビタミンD製剤の補充が必要になることがある。

脊髄圧迫

- 多発性骨髄腫による圧迫骨折や、悪性リンパ腫の椎体・髄腔内への浸潤により、脊髄が圧迫され、強い疼痛と脊髄麻痺を生じることがある。診断は深部反射の亢進、歩行障害、感覚低下などの神経学的所見と、MRIが有用である。
- 発病から48時間経過すると不可逆的な後遺症となるため、症状が現れたら数時間以内に、副腎皮質ステロイド（デキサメタゾン20mg/日）投与と、局所の放射線照射を始める。固形がんの脊髄圧迫に対しては手術による減圧を行うが、悪性リンパ腫と多発性骨髄腫は放射線とステロイドに対する感受性が高いため手術は行わない。

上大静脈症候群

- 縦隔にできた腫瘍が上大静脈を圧迫して血流が止まり、頭痛、頭部のうっ血とむくみ、重症例では意識障害を合併する。患者数としては、小細胞肺がんが最も多い。
- 血液内科では、悪性リンパ腫の縦隔腫瘤に合併することが多い。速やかに病理診断をつけて、化学療法を行う。悪性リンパ腫は放射線感受性が高く、放射線治療を併用しても良い。

専門医に紹介するタイミング

- オンコロジー・エマージェンシーでは、迅速な診断と治療開始が求められる。採血、画像検査、病理診断で診断を速やかにつける。急性白血病の化学療法は、血液専門医に依頼する。

化学療法の副作用対策

◉化学療法レジメンの選択は専門医が行うが、研修医は副作用対策で活躍できる。
◉副作用対策は、悪心・嘔吐、口内炎、胃潰瘍、下痢・便秘、血球減少の管理が中心となる。
◉腫瘍崩壊症候群、抗がん剤の血管外漏出は緊急の対応が必要。

- 抗がん剤による化学療法において治療の適応とレジメンの選択は専門医が行うが、研修医は副作用対策で大いに活躍できる。患者と家族のQOLの向上に繋がる大切な診療行為であり、化学療法の中心はここにあると考えても良い。

抗がん剤治療を開始するにあたって

- がん患者と家族は、とても不安である。がんの告知に驚き、将来訪れる死の恐怖におびえている。寝つけない、早朝に目が覚めるなどの睡眠障害、抑うつ気分、食欲と味覚の低下、便秘は、ほとんどの患者にあらわれる。闘病による収入減、生活費についても心配が多い。
- 化学療法を始めるにあたり、医師は患者と家族に寄り添い、治療の目的が社会復帰にあること、抗がん剤を始めて何日目にどのような副作用があらわれ、適切な予防策と対応策が用意されていることを明確に提示する。
- がんを初めて体験する患者にとっては、すべてが不安で、周りの景色は灰色に見えている。看護師、薬剤師、精神科医、ソーシャルワーカーなどとも協力して、心のケアに時間をかけることが望ましい。痛みと不安のケアについては、治療を開始するときから緩和医療チームに依頼すると良い。

悪心・嘔吐

- 抗がん剤治療を受ける患者の約80%に発生する。抗がん剤の種類により、悪心・嘔吐の頻度と症状の重さが異なるため、あらかじめレジメン毎に制吐薬が院内で決められていることが多い。主な制吐薬は**セロトニン（5-HT_3）受容体阻害薬**であり、抗がん剤を投与する前に静注する。
- 抗がん剤による悪心・嘔吐は発現時期により、急性、遅発性、予測性の3つに分類される。**急性**は抗がん剤投与から数時間以内に発生し、24時間以内に軽快する。**遅発性**は数日後に悪心・嘔吐が生じるため、半減期が長い第二世代のセロトニン受容体阻害薬（パロノセトロン；アロキシ®）や、サブスタンスPの受容体であるNK1受容体阻害薬（アプレピタント；イメンド®）と副腎皮質ステロイド（デキサメタゾン）が併用される。

- **予測性**は、抗がん剤投与の前から悪心・嘔吐が始まる。例えば、2回目以降の化学療法を受ける際、化学療法センターの入り口を見ただけで嘔吐してしまう。この場合、看護師、精神科医、緩和医療チームによるカウンセリング、個室での外来治療、必要に応じて抗不安薬の投与も検討する。

口内炎、口腔内合併症

- 抗がん剤で**口内炎**を合併することは多い。特に**メソトレキセート**（葉酸代謝拮抗薬）と**シクロホスファミド**（アルキル化薬）が高リスクである。抗がん剤を開始してから7～10日後に、口内炎を合併しやすい。口内炎は痛みのため食欲が落ち、体力と気力の低下につながりやすい。また、口腔粘膜バリアの破壊により、常在菌が血流に乗り、菌血症の原因になりえる。
- 大きな虫歯や歯槽膿漏は感染症のリスクとなるため、化学療法を始める前に、全例を歯科・口腔外科に口腔ケアを依頼することが望ましい。口内炎が多発したら、生理食塩水など刺激が少ないもので口腔内洗浄を行い、痛みはリドカインによるうがいと医療用麻薬で対応する。
- 抗がん剤で免疫力が低下するため、**口腔内カンジダ症**（白くて汚臭がするチーズ様のカビが増える）、**単純ヘルペスウイルス**による口内炎を合併することもある。

副作用対策こそ研修医が活躍できる
副作用対策は任せたよ！
ハイッ
口内炎
胃潰瘍
吐き気
血球減少
下痢・便秘

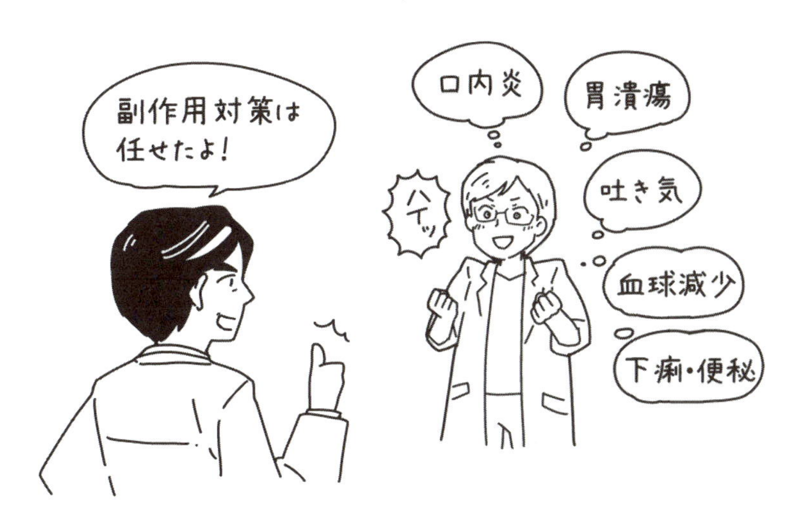

消化管潰瘍

- がんの闘病生活においては、大きなストレスと抗がん剤による粘膜障害が**胃十二指腸潰瘍**を引き起こす。特に多剤併用化学療法を行う場合、胃酸の分泌を抑える H_2 受容体拮抗薬やプロトンポンプ阻害薬の投与を検討する。また、刺激が強い食べ物（辛口のカレーライス、エスプレッソコーヒーなど）を避けるよう指導する。

下痢・便秘

- 抗がん剤の副作用として下痢・便秘は多い。軽症の下痢は経過を見てもよいが、脱水のリスクがある重症の下痢は下痢止めを投与する。便秘は、悪性リンパ腫の治療に使う**ビンクリスチン**（微小管阻害薬）で起こりやすい。
- がん患者は精神的ストレスと運動不足から、機能性胃腸障害を合併することが多く、適切なカウンセリングと胃腸薬で対応する。抑うつ症状が強い場合、精神神経科を紹介して、抗うつ薬の開始を検討する。

血球減少

- 抗がん剤により好中球数が 1,000/μL 以下になると、細菌感染症を合併しやすくなる。このため、造血因子製剤**フィルグラスチム**投与が行われる。
- 貧血は Hb 7g/dL、血小板は 2 万/μL を輸血の開始基準として、適宜輸血を行う。輸血の治療目標値は、患者の年齢、ライフスタイル、合併症より設定する。例えば、抗がん剤治療を受けながら仕事をする会社員であれば、Hb は 8～9g/dL 以上にすると生活の質が改善する。抗凝固薬、抗血小板薬を内服しているがん患者の場合、血小板 2 万/μL では皮下出血斑が多くなる。このため、輸血による血小板数の目標値を 3 万/μL 以上にしても良い。
- 抗体医薬リツキシマブを投与すると、約半年にわたり B リンパ球と血清 IgG が減少する。カリニ肺炎を予防するため、**ST 合剤**を予防投与する。

腫瘍崩壊症候群

- 巨大な腫瘤がある悪性リンパ腫で起こりやすい。不用意に抗がん剤を開始すると、腫瘍の崩壊に伴い急性腎不全、高カリウム血症による不整脈をきたし、突然死に至る危険性がある。
- 予防の基本は、十分な補液（1 日 2～3 L 以上）と、尿酸を下げる治療である。尿酸降下薬として、安価な**アロプリノール**、適応はあるが高価な**フェブキソ**

スタット（フェブリク®）がある。

- 巨大な腫瘤があり、LDHと尿酸が高値の悪性リンパ腫患者は高リスク群であり、尿酸の分解を促進する**ラスブリカーゼ**（ラスリテック®）の併用が推奨される。尿酸降下薬とラスブリカーゼは、化学療法の開始前から投与する。炭酸水素ナトリウム（メイロン®）による尿のアルカリ化が急性腎不全の予防に有効かは明らかではない。

抗がん剤の血管外漏出

- ほとんどの抗がん剤は、血管外に漏出すると皮膚の発赤、水疱形成、重症例では壊死に至る。このため、抗がん剤を血管外に漏出させてはいけない。末梢の血管が細くて漏出リスクが高ければ、中心静脈カテーテルを考慮する。
- 特に、悪性リンパ腫の化学療法に使うドキソルビシンなどアントラサイクリン系の皮膚障害は重篤になる。アントラサイクリン系の抗がん剤が漏出した場合、6時間以内に**デクスラゾキサン**（サビーン®）を点滴投与すると、皮膚障害が軽減する。
- 点滴中に血管外漏出を起こしたら、直ちに点滴を中止し、漏出液を注射器で穿刺吸引し、ステロイドとリドカインを皮下注射して24時間、局所の冷却を行う。エトポシド、ビンクリスチンの漏出は、ヒアルロニダーゼを皮下注射して温める。
- なお、多発性骨髄腫に対するボルテゾミブ（ベルケイド®）、急性白血病に対するシタラビン（キロサイド®）、MDSに対するアシチジン（ビダーザ®）は皮下注射が可能であり、点滴中の血管外漏出による皮膚障害の懸念はない。

第4章 骨髄系腫瘍

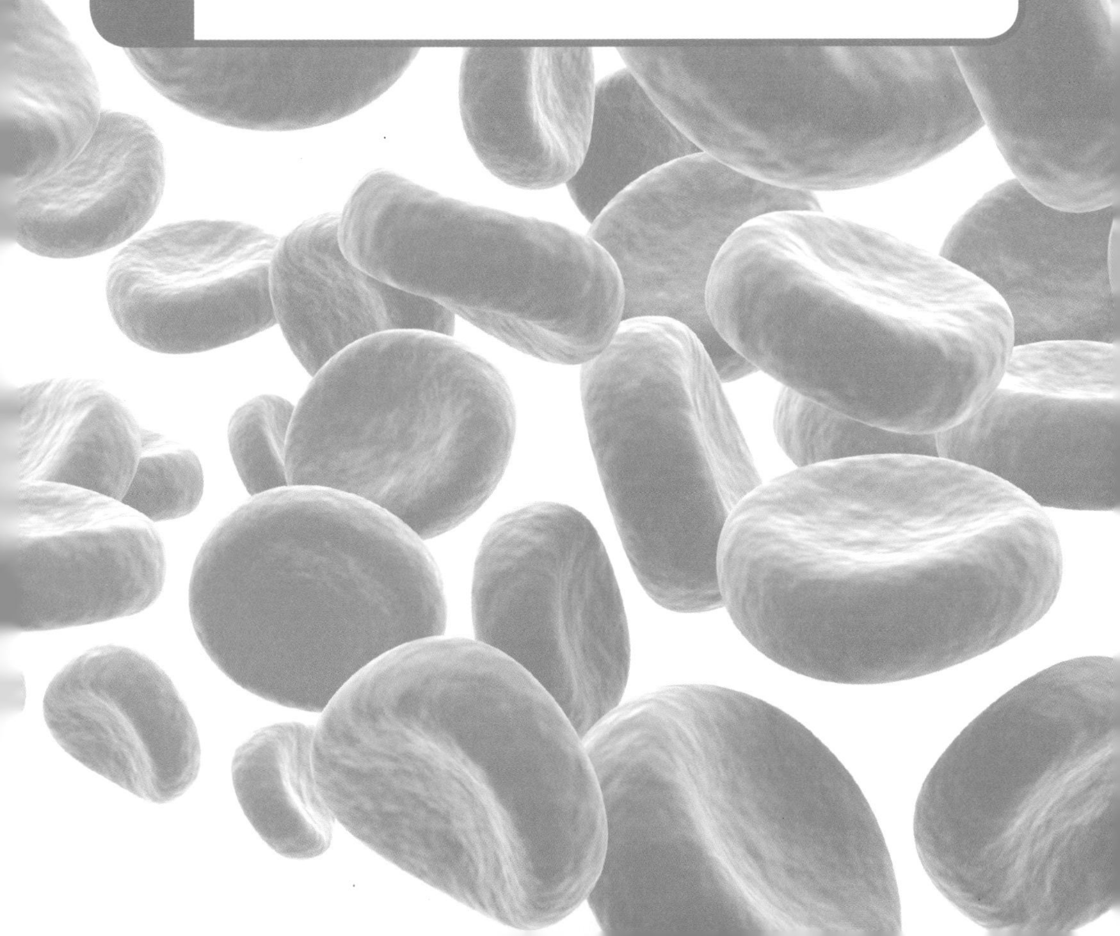

偶然見つかった汎血球減少

- 骨髄異形成症候群、再生不良性貧血などの造血不全を疑う。
- ビタミン B_{12} 欠乏症の原因として胃全摘の有無を問診する。
- 大酒家にも起こりえる。

- **汎血球減少**とは、赤血球、白血球、血小板のすべてが減少している病態をいう。高齢者では血液がんの**骨髄異形成症候群**（myelodysplastic syndrome：**MDS**）を念頭に置く必要がある。**再生不良性貧血**は、MDS と異なり若年者にも発症しうる。薬剤（抗がん剤、抗てんかん薬、抗リウマチ薬、鎮痛消炎薬）、放射線被曝でも汎血球減少が起こる。
- 胃全摘の既往があれば、ビタミン B_{12} 吸収不足による**巨赤芽球性貧血**を疑う。
- 大酒家は複合的な原因（葉酸の利用障害、肝硬変、脾機能亢進症、消化管出血）で血球減少をきたす。

診察のポイント

- まずは年齢と自覚症状を確認する。高齢者であれば、MDS を念頭に骨髄検査を行う。
- 問診で胃全摘歴があれば、巨赤芽球性貧血を疑う。ビタミン B_{12} の体内貯蓄は鉄と比べて十二分にあるため、術後 5 年以降に発症することが多い。ビタミン B_{12} 欠乏が重症かつ長期にわたると、**ハンター舌炎**（舌乳頭の萎縮、平滑化と痛み）と**亜急性連合性脊髄変性症**（四肢のしびれ、下肢の振動覚低下、深部反射の亢進、病的反射の出現）を認める。
- 汎血球減少症においては、免疫力低下、貧血症状、出血傾向を認める。

鑑別診断

- 最終的に骨髄検査が必要であるが、末梢血検査である程度は絞り込める。例えば大球性貧血があれば、巨赤芽球性貧血と MDS を疑う。
- 巨赤芽球性貧血の原因は、胃全摘または悪性貧血によるビタミン B_{12} 欠乏症と葉酸欠乏症がある。ビタミン B_{12} 低下症の患者で胃全摘の既往がなければ、悪性貧血を疑い**抗内因子抗体**または**抗胃壁細胞抗体**を提出する。葉酸欠乏症の原因としては大酒家、またはリウマチ患者で葉酸代謝拮抗薬（例：メトトレキサート）を内服している可能性もある。いずれの疾患も無効造血をきたすため、LDH 高値、間接ビリルビン優位の黄疸、血清ハプトグロビン低値を示すことがある。

- MDS の腫瘍マーカーとして、特異性は高くないが良性疾患との鑑別診断に有効な末梢血 **WT1 mRNA** 定量検査がある。
- 再生不良性貧血は網状赤血球が極度に低下（場合によっては 0%）しており、MDS との鑑別診断は簡単である。骨髄生検で細胞数が極度に減り、脂肪組織に置き換わっている状態（**脂肪髄**）であれば確定診断できる。腰椎 MRI で脂肪髄を補助診断できる。
- 発熱を伴う女性患者では、全身性エリテマトーデス（SLE）、成人発症 Still 病なども鑑別診断に挙げる必要がある。

治療

- ビタミン B_{12} 欠乏による巨赤芽球性貧血であれば、ビタミン B_{12} 製剤を筋肉内注射する（p.17 参照）。大酒家は禁酒すれば血球数が回復することがあるが、禁酒の決断は難しいことが多い。

専門医に紹介するタイミング

- 再生不良性貧血と MDS は、造血幹細胞移植または特殊な治療（前者は免疫抑制療法と造血因子製剤、後者は抗がん剤）が必要になるため、診断がついたら血液専門医に紹介する。

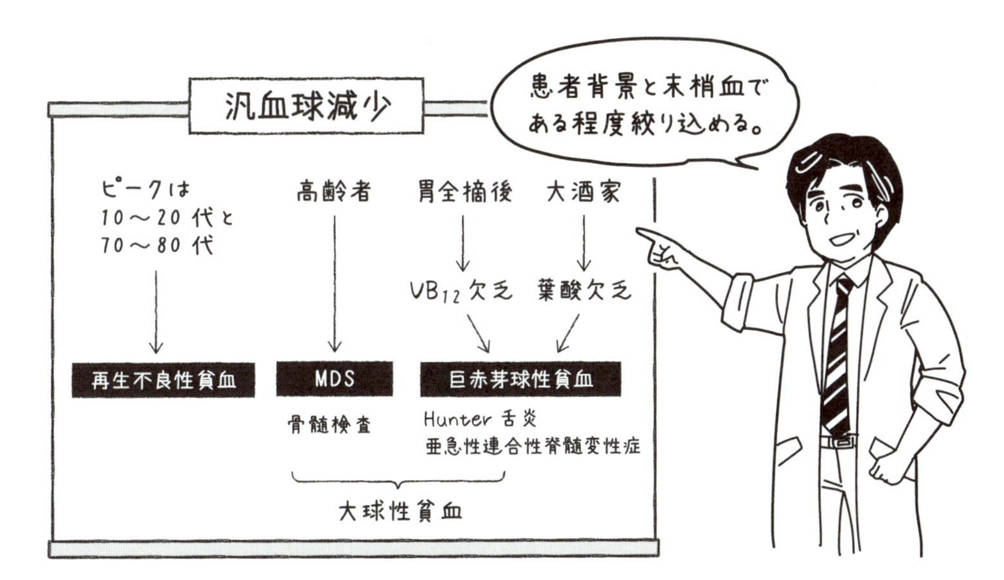

第4章 骨髄系腫瘍

エリスロポエチン製剤が効く低リスクMDS

- 骨髄異形成症候群は血液がんである。
- 約3割が急性白血病に悪化する。
- 芽球（白血病細胞）が少ない低リスク群の一部は、エリスロポエチン製剤により貧血を改善できる。

- **骨髄異形成症候群**（MDS）は血液がんであり、約3割が数年後に急性白血病に悪化する。
- 一方、芽球（白血病細胞）が少ない低リスク群の病態は造血不全である。血液専門医と連携すれば、一般内科の外来でエリスロポエチン製剤を投与することにより貧血の改善と輸血回数の減少を図り、患者のQOLを改善することができる。特に高齢患者に多いMDSの管理において、自宅から通院できる診療所との連携が望ましい。

診察のポイント

- 貧血症状は、疲れやすい、立ちくらみ、労作時の動悸と息切れなど多彩である。慢性疾患では徐々に貧血が進行するため、高齢者は老化と思い込み、あるいは我慢して受診せず、病気が進行してから診断に至ることもある。
- 無効造血のため血清ビリルビンが軽度上昇することがあるが、皮膚所見として黄疸を認めることはない。

検査

- 血算（血液像、網状赤血球）、骨髄検査（骨髄穿刺で芽球の割合を確認する）、血清エリスロポエチン濃度。

鑑別診断

- MDSに特徴的なのは**大球性貧血**であること、**網状赤血球**が正常または増加していることである。
- MDSの低リスク群のうち、血清エリスロポエチン濃度が500 mIU/mL以下であれば、エリスロポエチン製剤の効果が出やすい。芽球が多い高リスク群、またはエリスロポエチン濃度 500mIU/mL 以上では、エリスロポエチン製剤は無効である。

治療

- 国内で MDS に対して適応症があるのは**ダルベポエチン**(ネスプ®)のみである。週 1 回 240μg 皮下注射することになっているが、あいにく 240μg 製剤がないため 2 回注射する必要がある。患者が嫌がる場合は、臨床試験データを参考に 160μg 製剤を週 1 回としても良い。

専門医に紹介するタイミング

- ネスプ® を 12 週間継続しても貧血が改善しない、もしくはネスプ® でしばらく安定していたのに急に貧血が進行する場合は、MDS の悪化を疑い血液専門医を紹介する。骨髄検査で芽球が増加して、高リスク群または急性白血病への移行が見つかることがある。

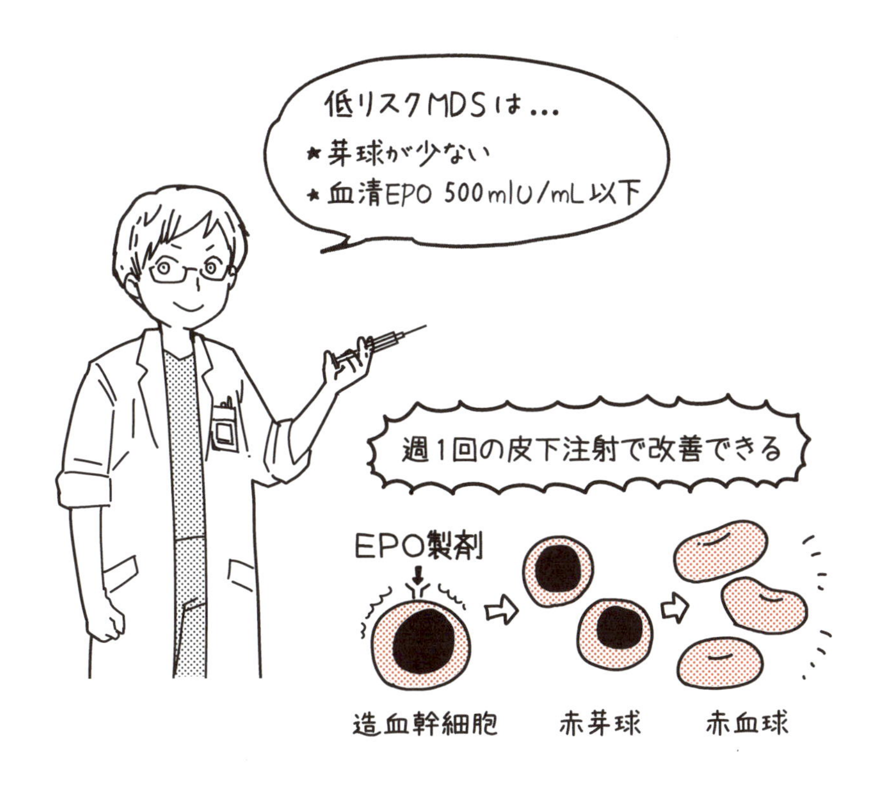

Y 染色体が消えた …?!

◉高齢男性の 1 割は、加齢により血液細胞の Y 染色体が消えていく。
◉血液細胞の Y 染色体が消えても、女性化するわけではない。

- 高齢男性の骨髄穿刺を行い、2 週間後に届いた染色体検査（G バンド法）の結果を見て、「45, X, −Y」との記載に驚いた経験はないだろうか。「−Y」とは文字通り、男性のシンボル Y 染色体が失われている現象である。Y 染色体には、哺乳類の性決定遺伝子 *SRY* がコードされており、未分化な生殖腺を精巣に誘導する役割がある。
- 年をとるとオスとしての機能が落ちる（筋力低下、インポテンツ）ことと結びつけたくなるが、この場合は血液細胞に限った老化現象とされる。Y 染色体を持たない異常クローン細胞は、加齢とともに増えることが知られている。

トピック

- 血液細胞における Y 染色体欠失は、従来、病的意義がないとされていた。ところが、2014 年にスウェーデンの研究機関が驚くべき研究成果を Nature Genetics 誌に発表した。約 1,600 名の高齢者の血液を遺伝子レベルで観察

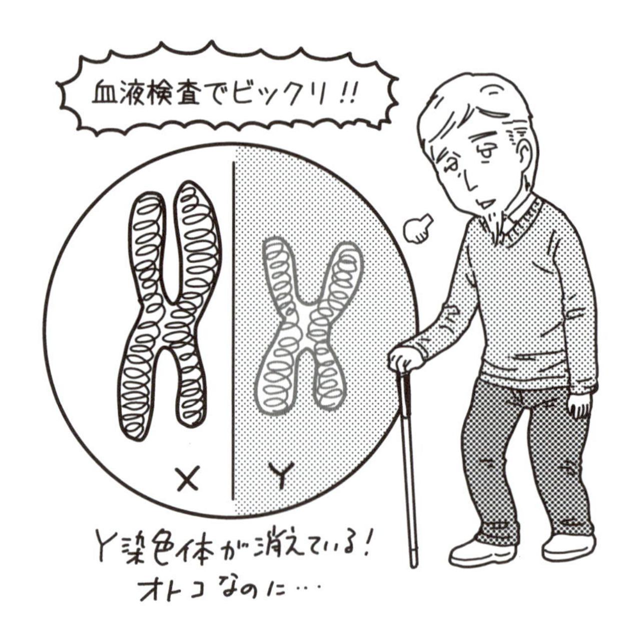

したところ、Y 染色体欠失群は欠失していない群と比べて、がんになるリスクが高く、平均余命が 5 年短かった。しかも、血液がんに限らないという。

- Y 染色体欠失が加齢に伴い、血液細胞以外にも起きているのか、あるいは Y 染色体を欠いた血液細胞の増加により免疫力が低下して、がんの発生頻度が高まるのか明らかではない。

診察のポイント

- 加齢に伴う血液細胞の Y 染色体欠失のみであれば、所見はない。骨髄異形成症候群（MDS）に偶然合併すれば、貧血所見を認める。

検査

- 骨髄または末梢血検体で、Y 染色体の欠失を認める。

鑑別診断

- Y 染色体欠失は加齢に伴う変化であり、MDS と異なり症状はない。
- 高齢者の貧血をみたら、消化器がん（胃がん、大腸がん）、MDS、巨赤芽球性貧血（悪性貧血、胃全摘後）、痔などを疑う。

治療

- Y 染色体欠失は加齢性変化であり、治療法はない。

専門医に紹介するタイミング

- 加齢性変化であり、経過観察で良い。
- 白血球減少、貧血、血小板減少が現れるようであれば MDS を疑い、骨髄検査を行う。必要に応じて、血液内科医を紹介する。

幻のポケモン？ 好塩基球増多症

◉無症状で見つかる好塩基球増多症は、慢性骨髄性白血病を疑う。
◉骨髄検査をしなくても末梢血の遺伝子検査で診断がつく。
◉内服薬（チロシンキナーゼ阻害薬）で９割が治る。

- 好塩基球が増えている患者にお目にかかることは滅多にないが、その場合はレアな疾患である**慢性骨髄性白血病（CML）**を疑う。
- CML は **Ph（フィラデルフィア）染色体**異常による **bcr-abl 遺伝子**が、がん細胞の増殖を刺激して発症する。Ph 染色体は、1960 年にフィラデルフィア州にあるペンシルバニア大学の大学院生と、上司にあたるがんセンターの病理医により発見された。

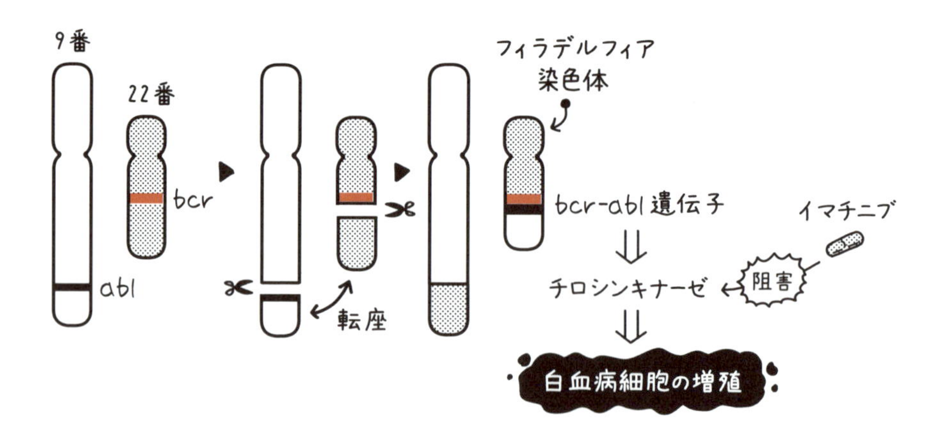

- CML は真性多血症、本態性血小板血症、骨髄線維症と同じく、**慢性骨髄増殖性腫瘍**に分類される。
- 昔は骨髄移植以外に良い治療法がなく、５年ほどで急性白血病に進展して命を落とす怖い病気であった。2005 年にチロシンキナーゼ阻害薬**イマチニブ**（グリベック®）が登場し、９割が外来治療で天寿を期待できるようになった。

診察のポイント

- 慢性期の CML には症状がない。そのため健康診断やかかりつけ医の検査で偶然見つかることが多い。急性白血病（感染症による発熱、貧血による息切れ、血小板減少による出血傾向で救急受診する）とは臨床経過が大きく異なる。

- 約30%に軽度の**脾腫**を認めるが、リンパ節と肝臓は腫れない。海外の教科書には進行したCMLによる巨大脾腫の写真が掲載されているが、医療アクセスが良好な日本では無症状で受診することがほとんどである。

検査

- 血算と血液像（百分率）の再検査に加え、LDH、末梢血のPCR遺伝子検査を提出する。bcr-abl陽性であれば、CMLと確定診断する。
- 貧血または血小板減少がある場合、急性白血病に移行している可能性が高く、骨髄検査を行う。骨髄中の芽球が20%以上であれば、急性白血病と診断する。
- 好中球顆粒のアルカリフォスファターゼ染色によるNAPスコアが低下するとされているが、遺伝子検査が普及しており、提出は不要である。

鑑別診断

- CMLでは好塩基球が10%以上に増えることがある。好中球主体の増加であること、未熟な芽球に加えて、前骨髄球、骨髄球、後骨髄球、分葉核球と各段階の白血球が増加していることが最大の特徴である。
- これに対し**白血病裂孔**（下図）は急性白血病に見られる検査所見で、未熟な芽球が著しく増え、中間段階の細胞はなく、成熟した分葉核球が存在する状況である。

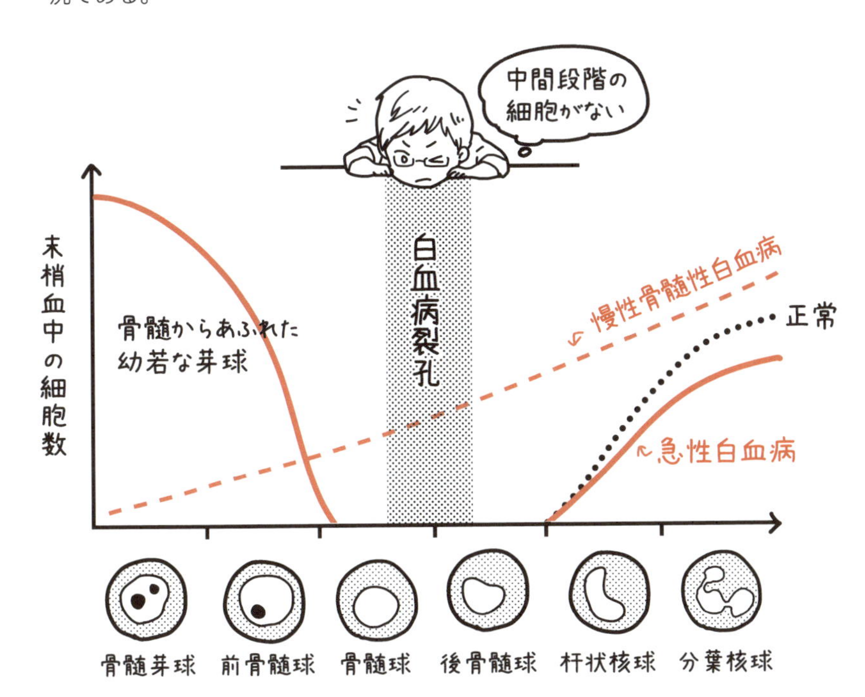

- CML では、好塩基球に加えて血小板も増えていることが多い。とはいうものの、好塩基球の増加に乏しい場合、CML と**本態性血小板血症**を血算だけで鑑別するのは困難である。CML は末梢血の bcr-abl 融合遺伝子、本態性血小板血症は約半数で陽性になる JAK2 チロシンキナーゼ遺伝子の V617F 変異により診断ができる（いずれも保険適応で外注検査が可能）。
- **骨髄線維症**は、骨髄検査にてコラーゲン線維の増加と巨核球の異型性から診断する。骨髄線維症の約 50％に JAK2 の V617F 変異を認める。JAK2 変異陰性の本態性血小板血症と骨髄線維症に、カルレティキュリン（CALR）遺伝子と MPL 遺伝子の変異を伴うことが多い。

治療

- チロシンキナーゼ阻害薬の内服により、CML（慢性期）の 9 割に治療効果を認める。急性白血病と異なり、入院せずに外来で治療を完結できるため、働き盛りや子育て中の親は他の血液がんと比べて負担が少ない。
- ジェネリックのあるイマチニブは 10 年を超える治療実績があり、有効性と安全性が確立している。第二世代のチロシンキナーゼ阻害薬は、イマチニブと比べて、より早く白血病細胞を減らすことが知られているが、費用が高いこと、副作用が増えること、生存期間を有意に延長させるデータがないことから、使い分けは主治医の判断によるのが現状である。

専門医に紹介するタイミング

- 経口薬で治療が可能な CML ではあるが、血液がんであるため、血液専門医を紹介して病気の告知と治療計画を説明してもらうことが望ましい。血液専門医への通院が距離または時間的に難しい場合、定期診療は近くの一般内科でも対応可能である。
- 抗がん剤を定期的に服用しているのに、貧血と血小板減少、あるいは末梢血中に芽球が出現したら、薬剤抵抗性を獲得して急性白血病に移行したことが疑われるので、血液専門医を紹介する。

健康診断で血小板 130 万 /μL のハイスコア

◉血小板が 60 万 /μL を超える患者は、骨髄増殖性腫瘍を疑う。
◉本態性血小板血症の約 3 割に血栓症を合併する。
◉治療法が異なる本態性血小板血症と CML の鑑別診断を上手に行う。

- 血小板が 60 万 /μL を超える場合、**本態性血小板血症**（essential thrombocythemia：**ET**）と慢性骨髄性白血病（CML）を疑う。
- ET は骨髄増殖性腫瘍であり、血液がんに分類されている。経過中、約 3 割に血栓症（脳梗塞、虚血性心疾患など）を合併することから、高齢者では血小板数を正常化することが望ましい。慢性の経過をたどり、80 歳に至るまで健康に過ごせることも多い。

診察のポイント

- ET は健康診断などで血小板増多症が見つかるケースが多いが、血栓症をきっかけに診断に至ることもある。血栓症がなければ基本的に無症状である。
- 血栓症の急性期には、意識障害、運動・感覚障害の有無を確認する。慢性期には、両側指先の末梢血管の血栓性閉塞による痛みと発赤（**肢端紅痛症**）を合併することがある。
- 約 3 割に軽度の脾腫を認めるが、脾梗塞を合併しない限り腹痛はない。類縁疾患である**真性赤血球増加症**患者では高血圧、頭痛、赤ら顔を認めるのに対し、ET 患者の症状は乏しい。

検査

- ET に特異的な検査法はない。血小板増多症のうち遺伝子検査で CML、骨髄検査で**骨髄線維症**を除外診断して、ET の確定診断に至る。末梢血の PCR 遺伝子検査で bcr-abl 融合遺伝子が陰性であれば、CML を除外診断できる。
- ET の約半数に JAK2 チロシンキナーゼの **V617F 変異**があり、遺伝子検査を外注できる。V617F 変異陰性の一部には他の遺伝子異常（MPL、CALR）が認められる。
- 骨髄検査で、異型性のない巨核球が増加していることを確認する。異型性がある巨核球が増えていれば、骨髄線維症を疑う。

- 血小板数が150万/μL以上に増えると、増えた血小板に結合してフォンビルブランド因子が減少し、**二次性フォンビルブランド病**を合併する。
- 血小板数が著しく多い初診患者において、出血傾向またはAPTT延長があれば、フォンビルブランド因子（VWF）活性を測定すると良い。VWF活性40%以下では出血リスクが高く、血栓症予防のために処方されていた抗血小板薬を中止する。

鑑別診断

- ET患者の約半数は血小板だけが著しく増加しており、診断はつけやすい。CMLは血小板と白血球が増えており、特に好塩基球が増加していれば強く疑う。末梢血のbcr-abl融合遺伝子が陰性であれば、CMLを除外診断できる。
- ETの診断が時に難しくなるのは、白血球の増加を伴う症例があるためである。いずれにしてもbcr-abl検査でCMLを除外診断するしかない。

治療

- 血栓症の合併を予防できれば長期生存が可能である。血栓症の既往がある、もしくは60歳以上の高齢者では、**ヒドロキシカルバミド**（ハイドレア®）の内服により血小板数を正常化する。血栓症の既往がない、もしくは若年者では血栓症のリスクは低いため、血小板数に関係なく経過観察で良い。
- 抗がん剤ハイドレアは多くの患者に有効であるが、たまに口内炎、下腿皮膚潰瘍、爪が変色する副作用がみられる。
- 巨核球造血を抑える非抗がん剤**アナグレリド**（アグリリン®）もETに使える。ハイドレア同様、有効な薬剤であるが、動悸や立ちくらみなどの副作用が多い。いずれの薬剤も妊婦には処方できないため、海外では胎児毒性がないインターフェロンα製剤（保険適応外）が使われている。

専門医に紹介するタイミング

- 血小板100万/μL以上はETかCMLを強く疑い、血液内科に紹介して良い。
- もう少し診断を詰めたいジェネラリストであれば、末梢血の遺伝子検査でbcr-abl融合遺伝子陰性、JAK2 V617F変異陽性より、本態性血小板血症と診断してから紹介すれば、血液専門医があなたの腕前に驚くだろう。

頭痛、顔のほてりと高血圧で来院したHb 18

◉ 多血症は頭痛、顔のほてりと高血圧で来院する。
◉ 真性多血症は、赤血球が増殖する血液がんである。
◉ 真性多血症の治療は、血液を定期的に抜き取る瀉血(しゃけつ)、または抗がん剤の内服。

- **真性多血症**（真性赤血球増加症）は文字通り、赤血球が腫瘍性に増加する血液がんである。赤血球の増加に伴い血清**ヘマトクリット**値が上昇して、頭痛、顔のほてり、高血圧を自覚する。約3割に血栓症を合併するため、適切な治療でヘマトクリット値を正常化する必要がある。

診察のポイント

- 理学的所見として、顔のほてり、頭痛、高血圧を認めることが多い。重症例では飲酒後と間違えるほど赤ら顔になることがある。高血圧治療中の患者が採血検査で偶然多血症を指摘され、紹介受診することもある。
- 瀉血または細胞減少薬（抗がん剤）により血清ヘマトクリット値が正常化すると、顔のほてりと頭痛は軽快する。高血圧症は必要に応じて降圧薬で管理する。

検査

- 血算（百分率）、生化学、血清エリスロポエチン濃度、末梢血遺伝子変異解析（JAK2, MPL, CALR）、骨髄検査（穿刺、生検）。

鑑別診断

- 真性多血症では赤血球が異常に増加し、血清Hbとヘマトクリット値が高値を示す。診断は簡単で、脱水などによる**二次性多血症**を除外診断した後、血清エリスロポエチン濃度が低下していること、骨髄検査で赤芽球が増加していることを確認する。
- さらに、末梢血のbcr-abl融合遺伝子が陰性であることから慢性骨髄性白血病（CML）を除外し、真性多血症の9割に陽性となるJAK2の**V617F変異**

を調べれば確定診断できる。

- 一般外来で鑑別すべき多血症として、**脱水**、**ストレス多血症**があるが、問診と理学的所見から容易に除外診断できる。脱水は、のどの渇き、皮膚所見、血圧、血液のBUN/クレアチニン比の上昇から診断をつける。ストレス多血症は、喫煙をしている肥満体型の中年男性に多く、脱水が原因とされる。

治療

- 二次性多血症のうち、脱水患者には飲水指導をする。ストレス多血症は禁煙、減量、飲水励行により改善することが多い。
- 真性多血症は、瀉血により血清ヘマトクリット値を正常化する。瀉血は1回200～400mLとし、瀉血後の脱水とふらつきを避けるため、必要に応じて同量の生理食塩水を点滴しても良い。瀉血の頻度は患者により異なるが、多くの場合、月1回で正常化に向かう。
- 瀉血が無効な患者には、抗がん剤**ヒドロキシカルバミド**（ハイドレア®）を処方する。9割以上の患者に有効であるが、たまに口内炎と爪の色素沈着（茶色～黒色）、ごく稀に下腿皮膚潰瘍を合併する。
- これらの副作用で困った患者には、より高額となるがJAK阻害薬**ルキソリチニブ**（ジャカビ®）を検討しても良い。なお、血栓症の予防のため、少量のアスピリンを併用する。

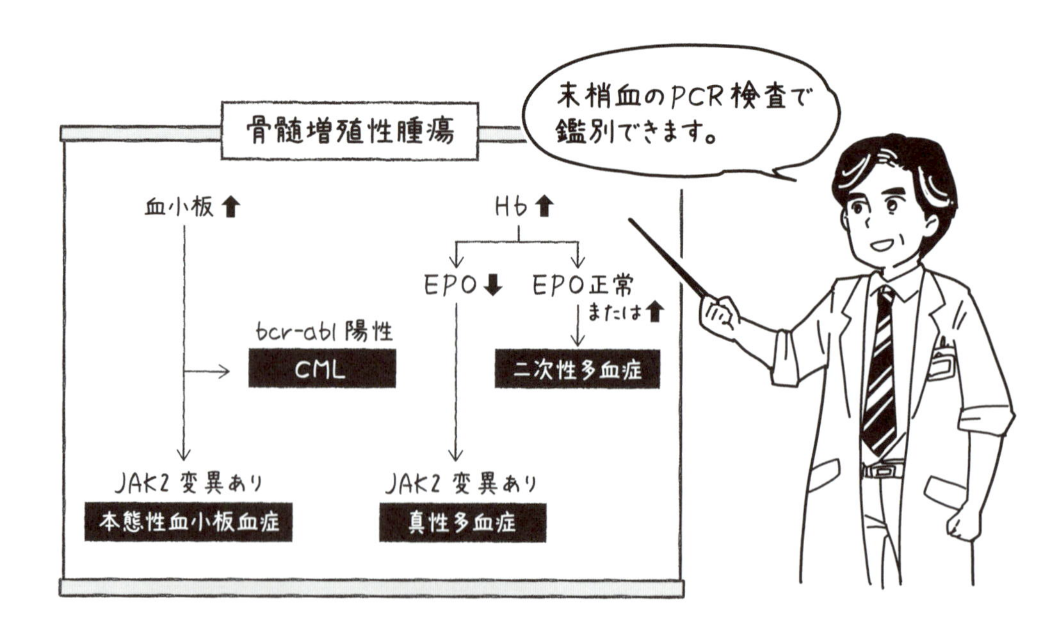

専門医に紹介するタイミング

- 診断と瀉血療法はジェネラリストが対応しても良い。抗がん剤が必要な症例については、血液専門医に相談することが望ましい。
- 治療方針が決まり病勢が安定化すれば、慢性疾患であるので一般内科に逆紹介をした上で治療継続が可能となる。

真性多血症と本態性血小板血症の末路

◉真性多血症と本態性血小板血症は、慢性の経過をとる骨髄増殖性腫瘍である。
◉約３割に血栓症を合併する。
◉末期には約１割が骨髄線維症、二次性白血病に移行する。

- **真性多血症**と**本態性血小板血症**は慢性に経過する骨髄増殖性腫瘍であるが、治療により血球数を正常化できる。真性多血症は瀉血と抗がん剤でヘマトクリット値を正常化、本態性血小板血症は細胞減少薬により血小板数を正常化する。さらに、抗血小板薬を投与して、脳梗塞などの血栓症を予防する。
- 患者の８割は上記の治療でコントロール可能であるが、慢性に経過したのち、約１割が骨髄線維症、二次性白血病に移行する。病型移行後は予後不良となる。

診察のポイント

- **骨髄線維症**に移行すると、貧血症状と**脾腫**が目立つ。進行期の患者では巨大な脾臓は、へその位置にも及ぶ。そこまで脾臓が大きくなると、血流が悪化し脾梗塞を合併して発熱と腹痛を自覚することがある。また、血小板が減少し、皮下出血斑が目立つようになる。

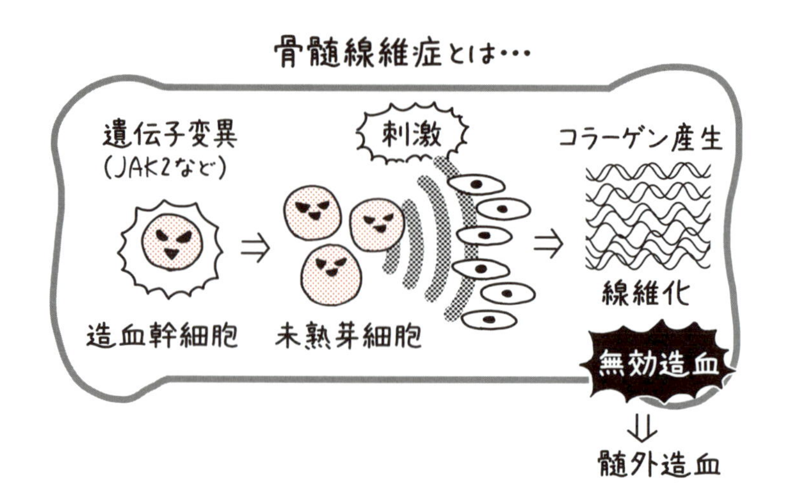

- **二次性白血病**の症状は、発熱、貧血症状と出血症状である。免疫力が低下して日和見感染症を合併しやすいため、肺炎、口腔内感染症、敗血症、肛門周囲膿瘍などの合併がないか、診察する。

検査

- 一般血液検査（百分率）、血液凝固検査、生化学、骨髄検査（穿刺、生検）。
- 骨髄線維症になると**白赤芽球症**（顆粒球と赤芽球の未熟な細胞が末梢血に現れる）と、**コラーゲン線維の増加**、巨核球の異型性を認める。
- 二次性白血病では芽球が増加する。特異的な染色体異常はない。

鑑別診断

- 真性多血症と本態性血小板血症の患者で、検査値が安定していたのに急に貧血、血小板減少が進行したら病型移行を疑う。
- 白赤芽球症と脾腫の増大があれば骨髄線維症を強く疑い、骨髄生検でコラーゲン線維の増加があれば診断が確定する。
- 二次性白血病の診断は比較的容易で、安定していた患者において急に白血球が増加し、貧血と血小板減少を伴うのであれば疑う。

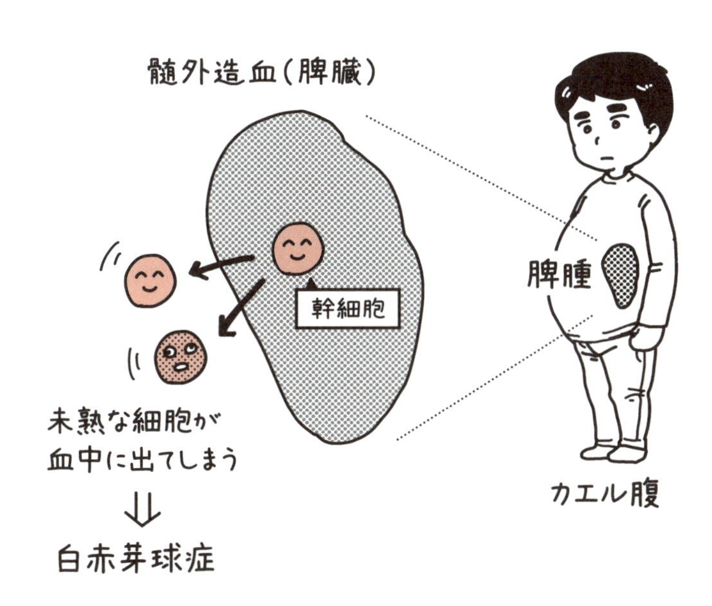

治療

- 骨髄線維症の治療は、支持療法（輸血）と JAK 阻害薬ルキソリニチブが中心となる。
- 脾腫が巨大になると、食欲の低下、便秘、腹部膨満感などから生活の質が低下する。脾臓に放射線照射をすると、速やかに脾臓が小さくなり患者は楽になる。
- 二次性白血病は複雑な染色体異常を持つことが多く、治療抵抗性である。患者の多くは高齢者のため、化学療法の適応を慎重に選ぶ必要がある。若年者と比べて、化学療法による死亡リスクが高い。
- 造血幹細胞移植は実験的治療となる。

専門医に紹介するタイミング

- 骨髄線維症、二次性白血病に移行したら、血液専門医に紹介することが望ましい。

第5章 リンパ系腫瘍

不明熱の鑑別診断

◉不明熱の原因を見つけるには、知識と経験、センスが役に立つ。
◉感染症、がん、膠原病を中心に鑑別診断を進める。
◉リンパ腫をチェックし、女性であれば妊娠も疑う。

- 他の医療機関で診断がつかず紹介された不明熱患者の診断をつけられるようになれば、一人前の総合診療医である。
- 前医で血液培養、CT を含む画像検査で異常がないとの紹介を受けても、感染性心内膜炎、HIV 感染症、リンパ節炎、膿瘍、がん、膠原病を見落としていることがある。
- セーラー服を着た女子高生でも、妊娠の可能性を忘れてはならない。

診察のポイント

- 不明熱の三大原因は、感染症、がん、膠原病である。
- 固形がんに発熱を伴うことは稀であり、悪性リンパ腫（**ホジキンリンパ腫**、びまん性大細胞型 B 細胞性リンパ腫）、**キャッスルマン病**を疑ったら、表在リンパ節と脾臓腫大を確認する。
- 頸部リンパ節が腫れている不明熱患者において、リンパ節の圧痛があれば**壊死性リンパ節炎**を疑う。痛みがなく、ゴムボールのような弾力があれば悪性リンパ腫、キャッスルマン病、**結核性リンパ節炎**を疑う。

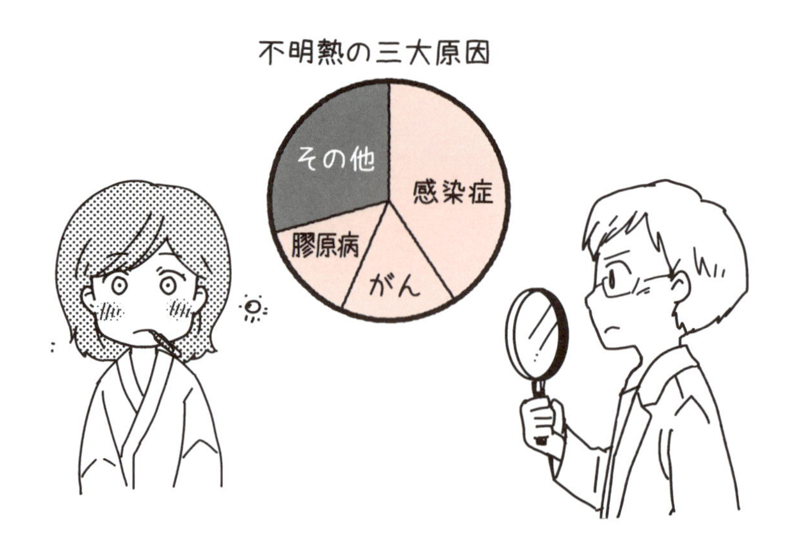

- 妊娠可能な女性で微熱、吐き気、食欲低下があれば**妊娠**を疑い、最終月経と性体験の有無を問診して、妊娠反応検査を案内する。
- 膠原病の鑑別診断として、発熱に加えて日光過敏症、関節炎、皮疹などがあれば **SLE**、口内炎と陰部潰瘍などがあれば**ベーチェット病**を疑う。
- **成人発症 Still 病**はスパイク状の高熱が連日続き、他の膠原病、がん、感染症の除外診断をもとに診断する。発熱時にピンク色の皮疹が出るのが特徴である。
- **感染性心内膜炎**の典型例は、歯科治療を受けて口腔内の常在細菌が僧帽弁に疣贅（ゆうぜい）（細菌の塊）を作り、高熱の原因となるものである。聴診で心雑音を聴取でき、血液培養でグラム陽性球菌が検出される。
- 不明熱の原因となる**膿瘍**の部位は、腹腔内、後腹膜（腸腰筋）、歯槽である。単純 CT 検査では膿瘍の診断がつかないことも多く、造影検査を行う。歯槽膿漏は歯科医に診察を依頼する。

検査

- 不明熱の三大原因である感染症、がん、膠原病の検査を進める。感染症については、問診（時期、渡航歴、熱型、随伴症状）、画像検査、培養検査（血液、痰、尿）を行う。がんは CT 検査、内視鏡検査を必要に応じて行う。膠原病は、抗核抗体、特異抗体を提出する。
- 感染性心内膜炎は、体表面の心エコー検査では見落とすことが多いので、**経食道心エコー**検査を行い、弁膜に付着した疣贅を探す。血液培養の感度は約 6 割と低いが、発熱時に繰り返すと病原菌を同定できることがある。

鑑別診断

- 上述のように感染症、がん、膠原病を鑑別診断する。原因がわからないまま副腎皮質ステロイドを始めてはいけない。原因がわからなくなるばかりか、細菌感染症が隠れている場合、病状が悪化する危険性がある。
- 性生活についても問診が必要である。妊娠に加えて、同性間性交渉と不特定多数のパートナーがいる場合、**HIV 感染症**のリスクを考慮する。
- 診断が難しい疾患として、骨髄炎、血管内リンパ腫がある。骨髄炎は血液培養と造影 MRI 検査で精査する。
- **血管内リンパ腫**（intravascular lymphoma：IVL）は、悪性リンパ腫の腫瘍マーカー sIL-2R の異常高値、脾臓と肝臓の腫大、**血球貪食症候群**を合併していることから診断する。ランダム皮膚生検で血管内に大型の異型リンパ球を見つけることにより、確定診断に至る。皮膚生検が陰性でも、肝臓生検（血管内カテーテルによる生検、経皮的）により診断を付けられることもあり考慮したい。

治療

- 感染性心内膜炎と膿瘍に対しては抗菌薬を開始する。結核には抗結核薬、HIV感染症とAIDSには抗HIV治療薬を投与する。
- 膠原病は副腎皮質ステロイドを開始後、数日以内に解熱する。
- 悪性リンパ腫には化学療法を行う。**ホジキンリンパ腫**の生命予後は良好で、化学療法のみで9割は長期生存を期待できる。
- キャッスルマン病には、IL-6受容体に対する抗体医薬**トシリズマブ**（アクテムラ®）が有効である。

専門医に紹介するタイミング

- 不明熱の原因が感染症と判明すれば、総合診療医による治療継続が可能である。
- キャッスルマン病、膠原病は、軽症と中等症であれば総合診療医が治療を開始しても良い。重症例は膠原病専門医を紹介することが望ましい。
- 悪性リンパ腫は化学療法が必要になるため、血液専門医を紹介する。

1ヵ月前から38℃の発熱とリンパ節腫大

◉不明熱とリンパ節腫大の原因として、感染症、がん、膠原病を考える。
◉圧痛を伴わないリンパ節腫大では、悪性リンパ腫を疑う。
◉悪性リンパ腫の確定診断は、リンパ節の病理診断による。

- 血液がんで最も多い病気が、悪性リンパ腫である。そのうち9割は高齢者に多い**非ホジキンリンパ腫**であり、残りの1割が若年者にも発病する**ホジキンリンパ腫**である。いずれも発熱、リンパ節腫大をきっかけに診断に至ることが多い。
- 化学療法の進歩により長期生存が期待できる疾患であり、診断と専門医への紹介が遅れないようにする。

診察のポイント

- 悪性リンパ腫を疑う場合、全身を診察し、リンパ節と脾臓が腫れていないかを確認する。圧痛があれば、ウイルス感染症による頸部リンパ節炎を疑う。
- 一方、悪性リンパ腫によるリンパ節は、ゴムボールのような弾力があり、圧痛はなく可動性がある。咽頭原発であれば扁桃腺の腫大、副鼻腔に病変があれば副鼻腔炎症状を示す。
- 造影CT検査と身体所見から大きさ2cm以上の表在リンパ節を選び、外科医にリンパ節生検を依頼する。ホジキンリンパ腫、または悪性度が高い非ホジキンリンパ腫の一部は、発熱、体重減少（過去6ヵ月以内に10%以上の減少）、寝汗を合併することがある。この場合、腫瘍量が多いことが推測される。
- 左わき腹の急性腹症を合併していれば、急激に脾臓が大きくなり血流障害をきたした脾梗塞を疑い、造影CT検査を行う。

検査

- 特異的な検査項目はないが、悪性リンパ腫患者の多くで増加する腫瘍マーカー**sIL-2R**が参考になる。sIL-2Rはリンパ球の活性化を反映するため、感染症、膠原病、固形がんでも上昇することに注意する。
- 悪性リンパ腫の増殖が速いと、血清LDHが高値になることがある。

- 確定診断のためには**リンパ節生検**が必要となる。頸部であれば耳鼻科、腋窩であれば外科に依頼する。若い女性では、傷を小さくするため形成外科医に協力を仰ぐと良い。
- 鼠径部のリンパ節は健常人でも1cm程度に腫れていることがあり、悪性リンパ腫の診断には他の表在リンパ節を優先する。
- 悪性リンパ腫と診断されたら、病期診断のための骨髄検査（穿刺、生検）と腰椎穿刺を行う。頭部画像検査は、中枢原発悪性リンパ腫を疑わなければ必須ではない。

鑑別診断

- 不明熱であれば、感染症、膠原病、がん、薬剤熱などの鑑別診断となるが、本症例ではすでにリンパ節腫大がある。そのため、悪性リンパ腫、がん、結核、サルコイドーシスなどの鑑別診断を進める。
- 結核は胸部X線検査とT-SPOT検査により調べる。**サルコイドーシス**は両側肺門部リンパ節腫大、脾腫に加えて、血清ACE高値が参考になる。
- **結核性リンパ節炎**のリンパ節生検を手術室で行うと、術者と看護師に結核が感染する危険性がある。造影CT検査でリンパ節内部が低信号（壊死）になっている、あるいは結核の既往患者は、結核性リンパ節炎を強く疑う。
- 岩のように固くて、表面がごつごつしているリンパ節は、固形腫瘍の転移を疑う。
- 悪性リンパ腫は、リンパ節生検の病理診断に基づいて診断する。

治療

- 地域医療において血液内科医がいない一般病院は多いが、血液専門医と連携して化学療法を行うことは可能である。
- 国内で最も多い**びまん性大細胞型B細胞性リンパ腫**には、**R-CHOP**（抗体医薬リツキシマブとシクロホスファミド、ドキソルビシン、ビンクリスチン、プレドニゾロンの併用）レジメンを行う。
- 低悪性度リンパ腫の場合、脱毛と心毒性がない**BR**（ベンダムスチン、リツキシマブ）レジメンを選択する。
- 病期により化学療法の回数を減らして、放射線治療を併用することもあるので、血液専門医、放射線専門医と相談する。

専門医に紹介するタイミング

- 一般内科でリンパ節生検の結果を確認してから血液専門医を紹介しても良い。ただし、急速に病態が悪化する腫瘍崩壊症候群を合併している場合、病理診断を行う前に高次医療機関に転院搬送して構わない。

中枢神経系原発悪性リンパ腫

- 中枢神経系原発の悪性リンパ腫は、原発性脳腫瘍の 3%を占める。
- 通常の抗がん剤は血液脳関門を通過できないため、メソトレキセートと全脳照射が標準的治療となる。
- 高齢者に全脳照射をすると認知症を合併しやすい。
- メソトレキセートの副作用を軽減するため、ロイコボリン救援療法を行う。

- 中枢神経系原発の悪性リンパ腫は、原発性脳腫瘍の 3%を占める。組織型は**びまん性大細胞型 B 細胞性リンパ腫**である。
- 血液脳関門を通過できない R-CHOP 療法は無効であり、大量メソトレキセート療法と全脳照射が標準的治療である。奏効率は高いが再発しやすく、平均生存期間は約 3 年と短い。医療機関により脳外科医、血液内科医のどちらかが治療を担当している。

診察のポイント

- 中枢神経に病変があるため、頭痛、麻痺、嘔吐、感覚障害、認知機能の低下、性格変化の有無を確認する。

検査

- 確定診断には腫瘍病変の生検が必要である。
- 補助診断として、頭部 CT と頭部 MRI 検査がある。PET-CT は有用でない。腫瘍マーカー sIL-2R と LDH は補助診断として使える。

鑑別診断

- **膠芽腫**（グリオブラストーマ）との鑑別は、画像検査では難しいことがある。小開頭手術による腫瘍病変の生検により確定診断を行う。髄液検査で診断がつくことは稀であり、役に立たない。

治療

- **大量メソトレキセート（MTX）療法**と**全脳照射**（30 ～ 40 Gy）を行う。
- 高齢者に全脳照射をすると認知機能の低下、小脳失調などを合併することが多く、患者の状態に応じて適応を慎重に検討する。
- 大量 MTX による口腔粘膜障害、消化管障害（下痢）を予防するため、MTX 投与後は、体内で活性型葉酸に変換される**ロイコボリン救援療法**を行う。ロイコボリンは添付文書に参考に、MTX 投与終了後から定期的に投与する。MTX 投与直後、24 時間、48 時間、72 時間後の血中 MTX 濃度を測定し、必要に応じてロイコボリンの増量を検討する（検査を外注している医療機関では、検査結果の入手に時間がかかるため迅速な対応は難しく、規定量を投与することもある）。
- 分子量が大きい抗体製剤リツキシマブは、血液脳関門を通過できないため併用は不要であるが、腫瘍により血液脳関門が破壊されていると考え併用する医師もいる。

専門医に紹介するタイミング

- 特殊な悪性リンパ腫であり、血液内科医または脳外科医による治療が望ましい。

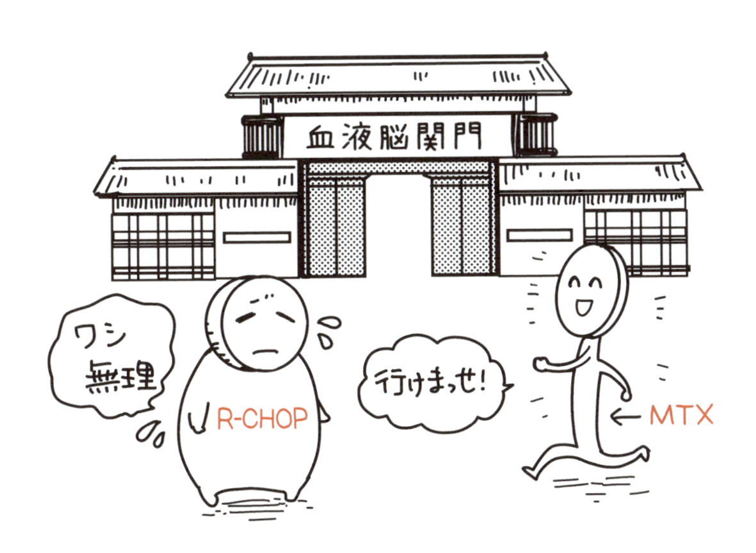

血液がん患者の緩和医療

◉固形がんと異なり、悪性リンパ腫では抗がん剤が患者の延命、QOL向上、緩和医療を兼ねることがある。
◉一方で、体力を落とす無用な抗がん剤を避け、QOL向上を重点におく緩和医療への早期切り替えも必要である。
◉末期がん患者に対する輸血の中止基準は未解決である。

- 抗がん剤の有効性が高い悪性リンパ腫では、再発を繰り返していても末期まで様々な抗がん剤が投与されることが多い。固形がんと異なり、根治を望めない再発例であっても、延命、腫瘍病変縮小によるQOL向上と痛みの緩和に役立つことがあるためである。
- 一方、高齢者は体力がすでに低下しており、化学療法による感染症を合併すると、限られた余命を入院に費やすことになりかねない。高齢者の急性白血病、骨髄異形成症候群の末期は抗がん剤が無効となり、輸血療法、感染症の制御、発熱対策、精神的な支援など総合的な診療が求められる。

診察のポイント

- 発熱、体重減少、食欲低下、睡眠障害、抑うつ状態の有無を確認する。
- **貧血**の進行によるめまい、立ちくらみ、息切れ、倦怠感を確認する。**血小板減少**に伴う出血症状（口腔内出血、皮下出血斑）を診察する。
- 希死念慮など抑うつ症状が強い場合は精神科医を紹介する。**せん妄**が出やすく、療養環境に注意する。

検査

- 検査は必要最低限とする。終末期には採血検査も不要となる。画像検査も不要である。

本人と家族への配慮

- 医師患者関係が成立していることを前提に、再発例では積極的な治療が難しく、残された時間に限りがあることを、個室で丁寧に伝える。今後の診療方針を相談する場として、患者、家族、主治医と看護師など多職種の同席が望ましい。

- 患者が自宅に帰ることを希望する場合、介護タクシーなどを利用した外出・外泊ができることを案内する。身辺整理をするのに必要な時間を確保する。主治医とは別に、看護師、精神科医によるカウンセリングの機会を設けると良い。医療費について心配している場合は、社会福祉士を紹介する。
- 緩和病棟、在宅医療に興味があれば、緩和病棟の見学を手配し、訪問診療医を退院前に紹介する。

輸血

- 血液がん患者の輸血開始基準は、一般に Hb 7g/dL、血小板 2 万 /μL とされている。MDS、再生不良性貧血など慢性の血小板減少では、血小板 5,000 ～ 1 万 /μL でもよいとされている。
- 固形がんの末期患者に栄養補給または体力改善を期待して輸血することは望ましくないが、血液がん患者においては、赤血球製剤で貧血症状を改善でき、血小板製剤で出血傾向を抑えることができるため、現状では末期患者でも輸血が広く行われている。
- 各領域のガイドラインにおいて、末期がん患者に対する輸血の中止基準は定められておらず、主治医と患者、家族が話し合って決めることが望ましい。

治療

- 緩和医療と終末期医療について、あらかじめ患者、家族、多職種の医療者（医師、看護師、薬剤師など）で話し合い、記録文書にまとめておくと良い。
- 痛みについては、**オピオイド**を早期から積極的に使用する。不安が強い患者には抗不安薬、睡眠障害があれば睡眠薬の併用が有効である。
- 血液がんの末期には発熱のコントロールに苦労することが多い。アセトアミノフェンが無効な場合、副腎皮質ステロイド（プレドニゾロン 10 ～ 20 mg）で解熱を試みる。

専門医に紹介するタイミング

- 緩和医療は専門医よりもジェネラリストが得意とするところである。ただし、これまで専門的治療を行っていた主治医の元を離れ、緩和ケアを受けることについて抵抗感を覚える患者も多い。同じ医療機関であれば、定期的に主治医に病室を訪問してもらうと患者は安心できる。

ピロリ除菌で治る血液疾患

◉免疫性血小板減少症（ITP）と胃 MALT リンパ腫は、ピロリ除菌により約 6 割が治る。

- 井戸水の飲水などで感染するヘリコバクター・ピロリ菌は、十二指腸潰瘍以外にも**免疫性血小板減少症（ITP）**と**胃 MALT リンパ腫**の原因となる。ピロリ除菌により両疾患の約 6 割が治る。
- ピロリ菌の感染率は、高齢者は 8 割と多く、若年者は 2 割と少ない。
- ピロリ除菌により ITP が治るのはアジア人に多い。北米に住む白人ではピロリ除菌をしても ITP は治らない。この違いは宿主の人種差と、感染しているピロリ菌の亜株の違いと考えられている。

診察のポイント

- 慢性胃炎、胃十二指腸潰瘍の既往歴について問診する。
- 身体所見からピロリ菌感染の有無を予想するのは難しく、**尿素呼気試験**を行う必要がある。

検査

- ピロリ菌感染は、胃内視鏡検査、尿素呼気試験、便中ピロリ抗原検査、血清ピロリ IgG 抗体検査により調べることができる。
- 胃十二指腸潰瘍の疑いがあれば内視鏡検査を行うのは妥当である。胃不快感がなく、単にピロリ感染の有無を調べるのであれば、他の検査法が安くて、侵襲性が低い。
- **尿素呼気試験**は空腹時に行う。プロトンポンプ阻害薬を服用していると偽陰性になることがあり、あらかじめ同薬を中止、または他の薬剤に変更しておく。
- 尿素呼気試験は除菌後の効果判定にも用いられる。ピロリ IgG 抗体は除菌に成功しても数ヵ月間にわたり陽性となることがあり、効果判定に適していない。

鑑別診断

- 胃 MALT リンパ腫は低悪性度であり、経過観察も可能である。胃部不快感を自覚する、あるいは悪性度の高いリンパ腫への進展を心配する患者については、除菌療法を行う。

治療

- ピロリ除菌のパック製剤は薬剤が 1 日ごとにシート化されており、患者の利便性が高い。
- 除菌療法後、4 週以降に尿素呼気試験により効果判定を行う。仮にマクロライド耐性菌であっても二次除菌に成功すれば、ITP と MALT リンパ腫が軽快する可能性がある。

専門医に紹介するタイミング

- 二次除菌療法を行ってもピロリ除菌に成功しない場合、三次除菌療法（保険適応外）を消化器専門医に相談する。
- ピロリ除菌によっても血小板が増えない ITP については、副腎皮質ステロイドの適応を検討する。この時点で血液専門医を紹介してよい。
- 胃 MALT リンパ腫は一般内科医、消化器内科医、血液内科医がピロリ除菌療法を行うことが多い。除菌療法の無効例では抗体医薬リツキシマブを用いるため、血液内科を紹介する。

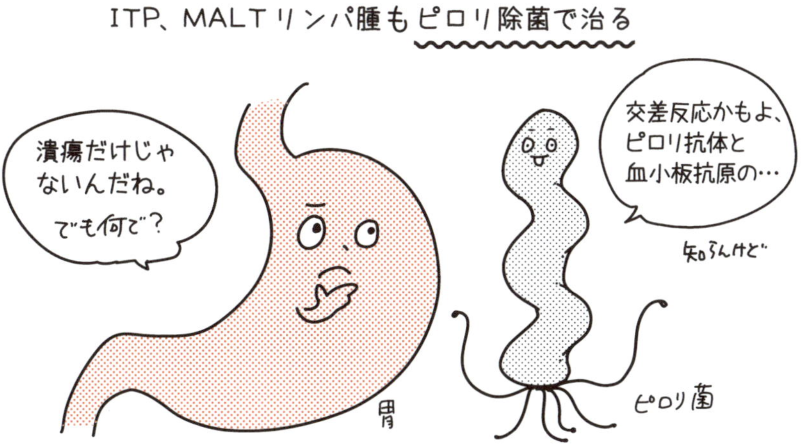

一度見たら忘れられない細胞たち

◉ 学生時代に顕微鏡像のスケッチで苦労したことがトラウマになって血液内科が苦手になった人は少なくない。
◉ そんなあなたに、「一度見たら忘れられない細胞たち」をご紹介。

ヘアリー細胞（HCL）

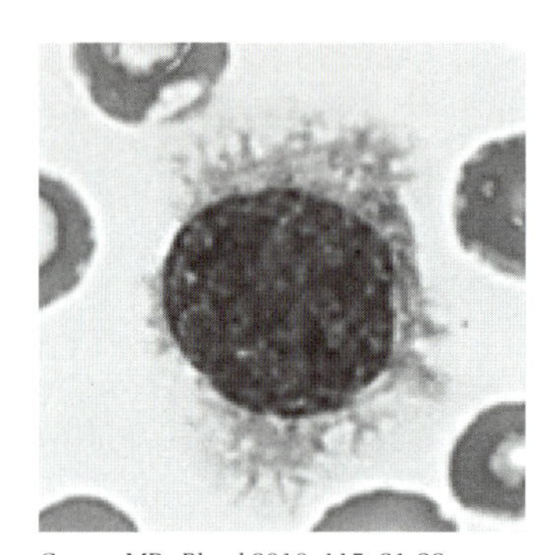

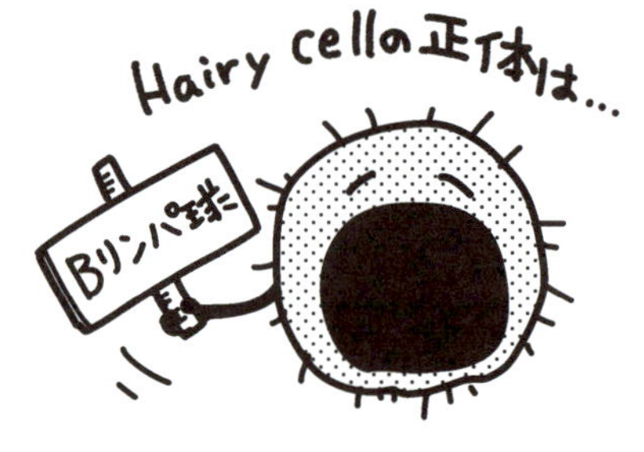

Grever MR. *Blood* 2010;115:21-28

- 末梢血、骨髄の塗抹標本をよく観察すると、目玉焼きのようなリンパ球に不規則な突起があり、毛が生えているように見える。文字通り、**有毛細胞白血病**（**hairy cell leukemia**）と呼び、汎血球減少と脾臓腫大を特徴とする。抗がん剤クラドリビンが約８割に有効である。

過分葉好中球

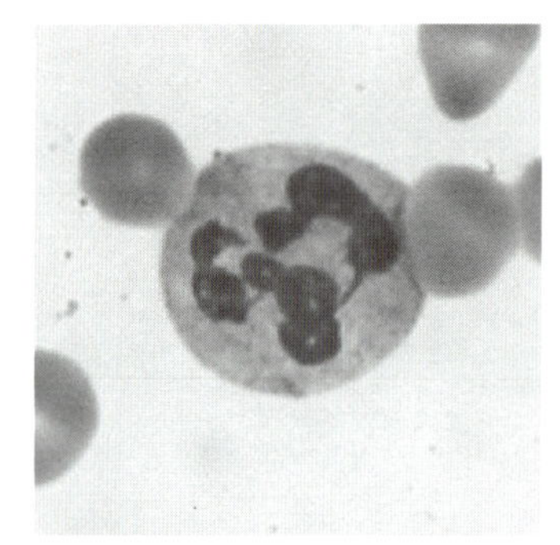

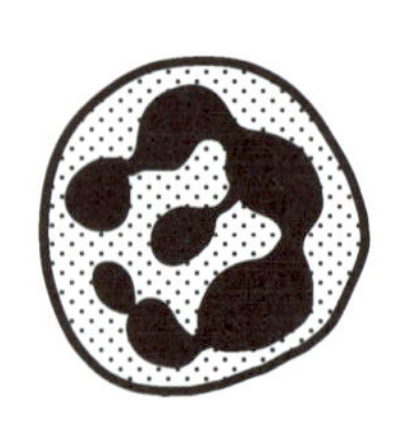

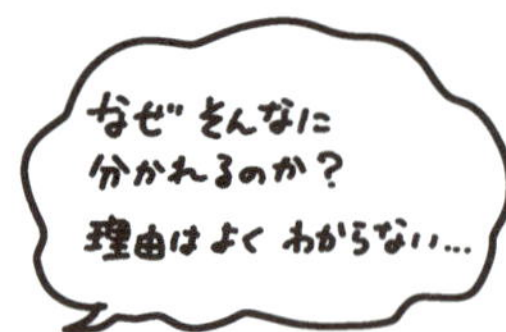

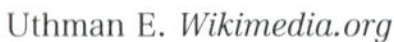
Uthman E. *Wikimedia.org*

- 健常者の好中球の核は三つ葉のクローバーである。5 つ以上の核に分かれているものを**過分葉好中球**と呼ぶ。ビタミン B_{12} 欠乏症による巨赤芽球性貧血に特徴的な所見である。胃切除後の貧血患者で、この細胞があればビタミン B_{12} 欠乏症を疑う。

フラワー細胞（ATLL）

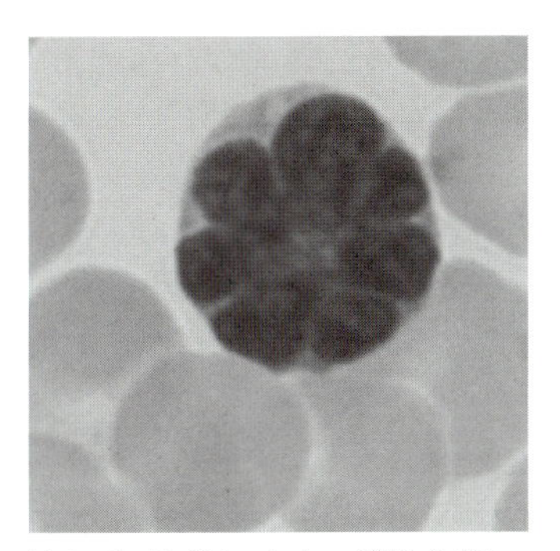

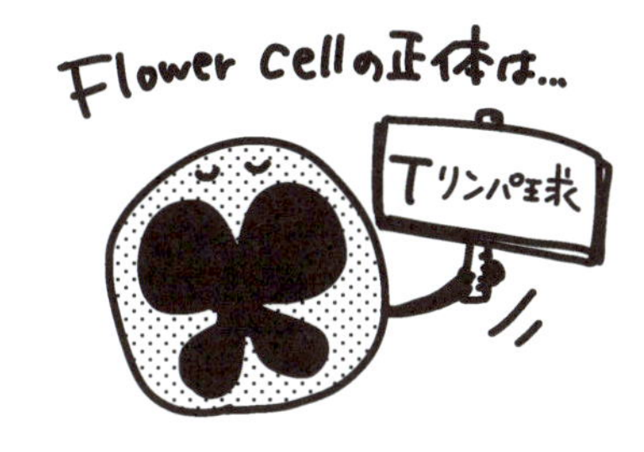

Matsuoka M. *Retrovirology* 2005;2:27

- このような花びら型の細胞（**フラワー細胞**）を見つけたら、**成人 T 細胞性白血病 / リンパ腫**（ATLL）を疑う。レトロウイルス HTLV-1 感染が原因で、九州地方に患者が多い。高カルシウム血症を伴うことも多い。治療抵抗性になりやすく、根治を期待できるのは造血幹細胞移植のみである。

ファゴット細胞（APL）

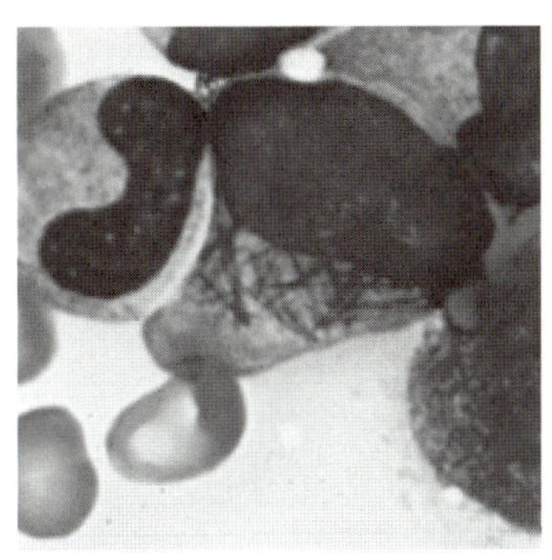

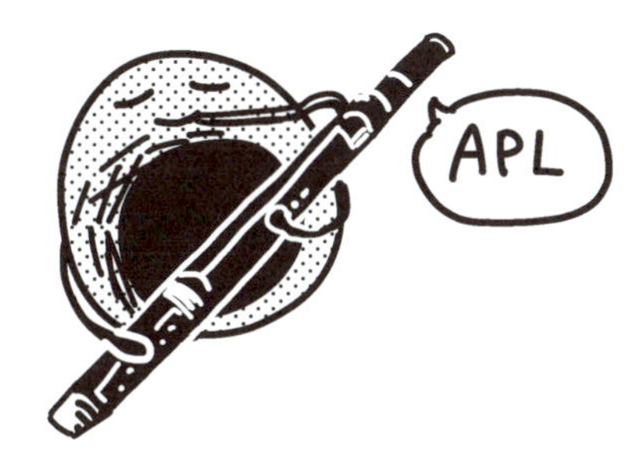

AFIP. *Wikimedia.org*

- バズーカ砲のような楽器ファゴットに似た棒状の細胞質内顆粒（**アウエル小体**）を複数持つ細胞を**ファゴット細胞**と呼ぶ。この細胞があれば、急性前骨髄球性白血病（APL）を疑う。初発時から DIC を合併する。ビタミン A 誘導体のトレチノイン酸の有効性が高い。

ホジキン細胞とリード・スタンバーグ細胞

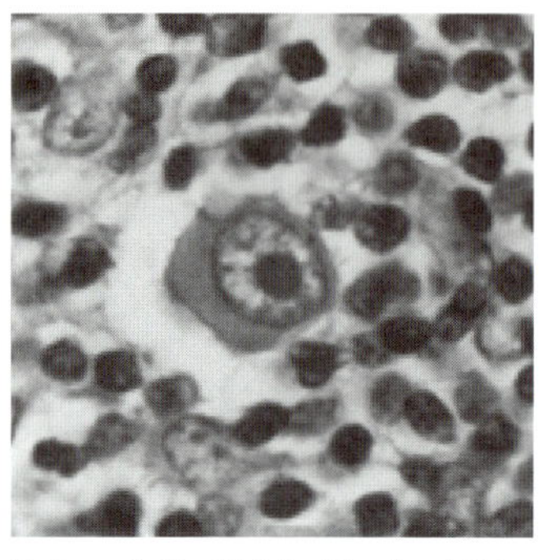

Carbone A, Gloghini A. *Atlas Genet Cytogenet Oncol Haematol.* 2017;21(1):9-13

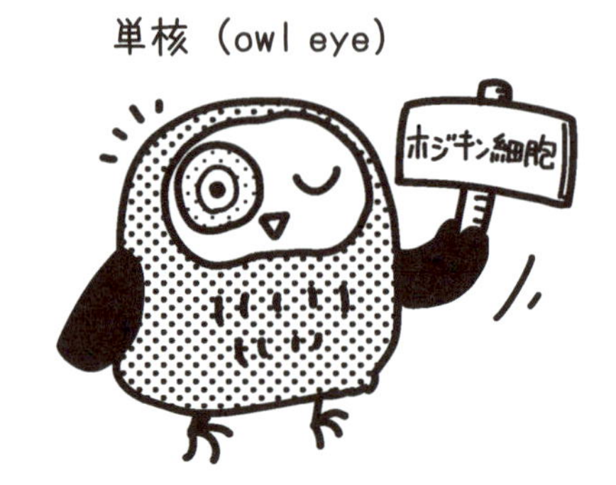

- 腫れているリンパ節の生検を行い、フクロウの目のような細胞（**ホジキン細胞**）があれば、ホジキンリンパ腫を疑う。一見すると欧米で言う "owl eye" には見えないが、見慣れると可愛いフクロウに見えてくるから不思議である。

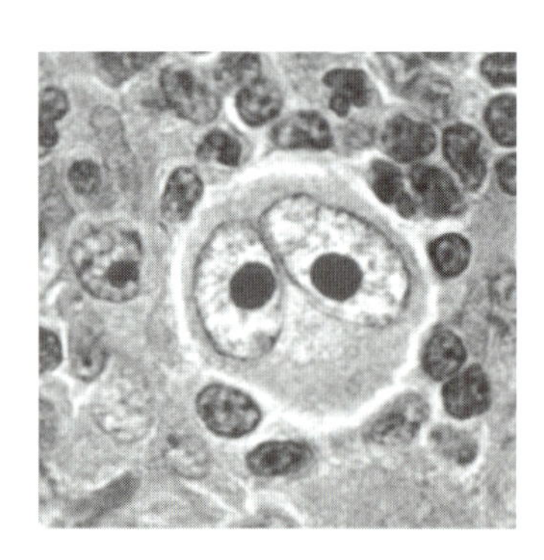

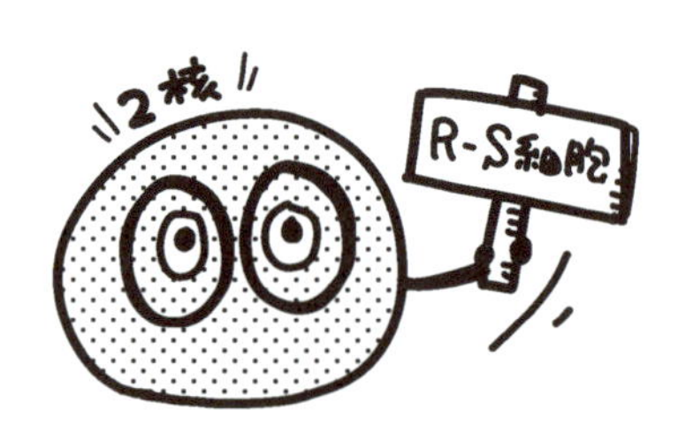

- ホジキン細胞だけでもホジキンリンパ腫と診断してよいが、2つの核が鏡面像（ミラーイメージ）を作る**リード・スタンバーグ細胞**（Reed-Sternberg cell）の存在は補助診断として有用である。

1年前から腰痛があり、息切れと疲れやすさで来院した高齢者

◉腰痛で整形外科や接骨院に通院している患者が貧血症状を訴えたら多発性骨髄腫を疑う。
◉骨粗鬆症が軽症なのに腰椎圧迫骨折が多発する場合も骨髄腫を疑う。

- 自宅近くの整形外科に腰痛で通院していた高齢者が、実は**多発性骨髄腫**と判明するケースである。よくよく問診すると、過去1年間で身長が10cmも縮んでいたことがわかったりする。
- また、息切れのため近くの内科を受診したところ重度の貧血があり、内視鏡検査で消化管出血が否定され、最終的に骨髄腫による貧血と診断された患者もいる。
- 進行期の骨髄腫の生存期間は、近年登場した新薬により大幅に延長した。早期の治療開始により生命予後を大きく改善できるので、診断が遅れないようにしたい。

診察のポイント

- 多発性骨髄腫の患者は、いろいろな形で診断がつく。典型例は上述のように、**病的骨折**と貧血で見つかる高齢者の症例である。他には**高カルシウム血症**による意識障害で救急搬送される症例や、腎不全の精査をしたら**尿中ベンス・ジョーンズ蛋白**（免疫グロブリン軽鎖）が見つかることもある。
- 骨髄腫はリンパ系腫瘍であるが、悪性リンパ腫と異なりリンパ節と脾臓は腫れない。腫瘍熱はなく、発熱患者においては肺炎などの細菌感染症を合併していることが多い。液性免疫の低下により、帯状疱疹を合併することもある。
- 一見すると、免疫グロブリンが高値であるが、高値を示している免疫グロブリン（多くの場合はIgG型）は**モノクローナル蛋白**であり、細菌やウイルスに対して体内にあるべき多様性のある免疫グロブリンが欠けており、いわゆる免疫不全状態にある。

検査

- 多発性骨髄腫を疑ったら、血清中の免疫グロブリン（IgG, IgA, IgD）、血清蛋白分画、血清蛋白の免疫固定法（または免疫電気泳動）、遊離軽鎖（κ（カッパ）鎖/λ（ラムダ）

鎖)、血算、電解質(カルシウム、リン)、クレアチニン、尿検査(一般、ベンス・ジョーンズ蛋白)などを提出する。

- 血清蛋白で免疫グロブリン分画にモノクローナルなピークがみられ、**M 蛋白**と呼ばれる。その実体は、過剰産生された IgG, IgA, IgD のいずれか、または軽鎖である。
- 確定診断のためには骨髄検査(穿刺と生検)を行い、異型性のある形質細胞が増えていることを確認する。
- PET-CT 検査で全身の骨に陽性像を認めるが、治療方針の決定と予後予測には意義が乏しい。

鑑別診断

- 高齢者に病的骨折による腰痛と貧血を認めた場合、頻度から言えば固形がんの転移が最も多い。固形がんは、造影 CT、便潜血により原発巣を探す。特異的検査ではないが、腫瘍マーカーも参考になる。便潜血が陽性なら消化管出血を疑い、上下部内視鏡検査を行う。高齢男性の場合、排尿困難など前立腺肥大症の有無を尋ね、前立腺がんの腫瘍マーカー PSA を調べる。

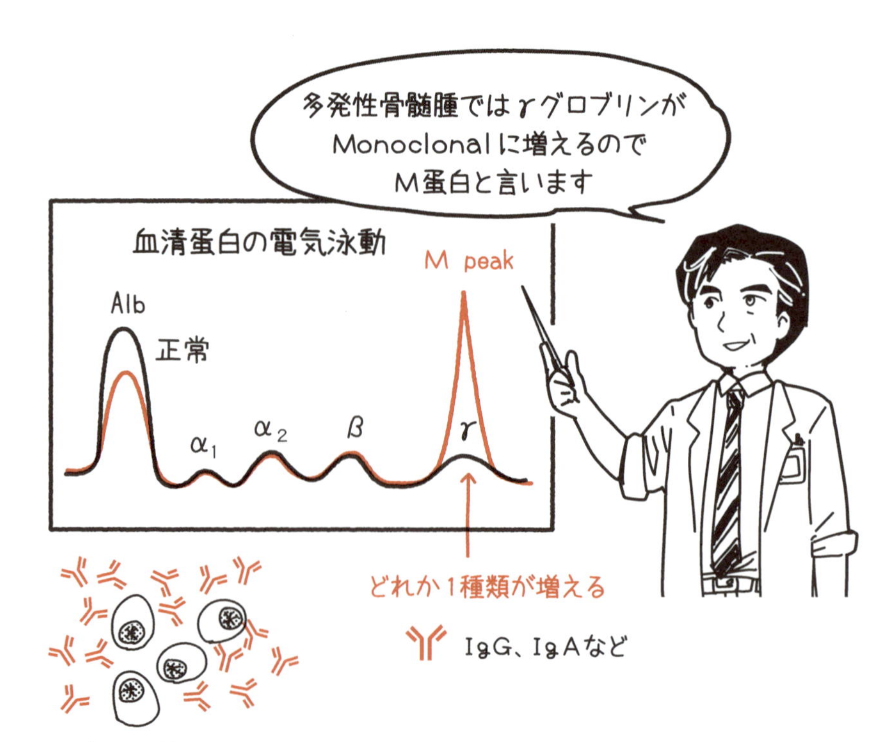

- 多発性骨髄腫は上述の生化学検査である程度診断を絞れるが、最終的には骨髄検査による病理診断が必須となる。白血病と異なり、骨髄腫細胞は骨髄内で集合する傾向が強く、穿刺(吸引による細胞診)が陰性でも、生検(組織診)で陽性になることがある。このため、穿刺と生検を必ずセットで行う。
- 骨髄検査の補助診断として、染色体検査と表面抗原検査を併せて提出する。

治療

- 貧血、病的骨折などの症状がない症例は、慎重に経過を観察しても良い。
- 症状がすでに現れている骨髄腫については、血液専門医を紹介して化学療法を開始する。1990年代はMP(メルファラン、プレドニゾロン)レジメンと造血幹細胞移植しか治療法がなかったが、現在では抗体医薬、サリドマイド誘導体、プロテアソーム阻害薬など多彩な治療があり、生命予後が大きく改善されている。同種造血幹細胞移植は死亡率が高く、有効性が確立しておらず、実験的治療とされる。
- 病的骨折を予防するため、破骨細胞の機能を抑えるビスフォスフォネート製剤(点滴)またはRANKL中和抗体の投与が有効である。

専門医に紹介するタイミング

- 多発性骨髄腫は新薬を用いても治癒できない、難治性の血液がんである。日和見感染、高カルシウム血症などの電解質異常、腎障害を合併することもあり、特殊な抗がん剤を必要とする血液がんのため、診断がついたら血液専門医を紹介する。

病的骨折の予防と疼痛管理

◉多発性骨髄腫では病的骨折を合併しやすい。
◉痛みはモルヒネ製剤と放射線照射で緩和する。
◉病的骨折の予防に、ビスフォスフォネート製剤点滴と抗 RANKL 抗体デノスマブが有効。

- 多発性骨髄腫では破骨細胞が活性化されるため、病的骨折を伴うことが多い。ひとたび骨折するとベッド上の生活が長くなり、廃用性萎縮により歩けなくなり、誤嚥性肺炎を合併する危険性が高まる。このため病的骨折を予防することは、がん患者の QOL 向上につながる。
- 以前は、骨粗鬆症の予防には**乳酸カルシウム製剤**と**活性化ビタミン D 製剤**しかなかったが、近年、臨床試験で有効性を確認された分子標的治療薬が登場している。ビスフォスフォネート製剤は破骨細胞の細胞死を誘導し、抗 RANKL 抗体は破骨細胞の成熟を抑えることにより、病的骨折を予防する。

診察のポイント

- 病的骨折の好発部位は腰椎である。軽症例では腰が重いことを訴える程度であるが、重症例では痛みのため歩行困難となることもある。風呂場で転倒して四肢の骨折をすることもあり、転倒をしないよう日頃から生活上の注意をする必要がある。
- **副腎皮質ステロイド**（デキサメタゾン）は多発性骨髄腫に対する有効な薬剤であるが、病的骨折の原因になりやすい。

検査

- X 線検査で骨折の有無を確認する。

鑑別診断

- 腰痛を訴えた場合、病的骨折、ぎっくり腰、がんの転移の鑑別診断が必要となる。
- 下肢麻痺などの神経症状があれば、不可逆的な後遺症が残らないように神経を圧迫している腫瘍病変に放射線照射を速やかに行う。

治療

- 病的骨折による痛みは、モルヒネ製剤と放射線照射で対応する。
- 薬物療法で病的骨折を予防することが可能である。**ビスフォスフォネート製剤**ゾレドロン酸は、3～4週間に1回点滴静注する。骨粗鬆症治療薬として複数のビスフォスフォネート製剤があるが、病的骨折の予防効果が臨床試験により確認されたのは、ゾレドロン酸の点滴のみである。
- 破骨細胞の成熟を抑える**抗 RANKL 抗体**デノスマブ（ランマーク®）は、4週間に1回皮下注射する。
- 両薬剤とも顎骨壊死の合併が知られている。投与開始前に歯科を受診して口腔内の衛生環境を整えてから治療を始め、投与期間中は抜歯を避けることが望ましい。
- デノスマブによる低カルシウム血症予防のため、カルシウム製剤とビタミンD製剤を併用する。多発性骨髄腫による腎障害があると、ゾレドロン酸とデノスマブの両者とも低カルシウム血症を合併しやすいため減量投与する。

専門医に紹介するタイミング

- 多発性骨髄腫の治療は血液専門医が行う。
- 腰椎の病的骨折を合併したら、整形外科に診察を依頼し、コルセット作成について相談する。
- モルヒネ製剤で緩和できない痛み、腫瘍病変による麻痺があれば、放射線専門医に照射を依頼する。

原発性マクログロブリン血症

◉IgM がモノクローナルに増加する疾患である。
◉低悪性度リンパ腫の一種、リンパ形質細胞性リンパ腫に合併する。
◉約 1 割に寒冷凝集素症を合併する。
◉症状がなければ経過観察でよいが、過粘稠度症候群の合併例は血漿交換療法と化学療法を行う。

- **原発性マクログロブリン血症**（ワルデンシュトレームマクログロブリン血症）は、低悪性度リンパ腫の一種であるリンパ形質細胞リンパ腫に合併する。
- 血液中の IgM 蛋白がモノクローナルに増加して、重症例では**過粘稠度症候群**を合併する。過粘稠度症候群を合併した場合、血漿交換で過剰な IgM を除去し、根本治療として化学療法を行う。
- 約 1 割に**寒冷凝集素症**を合併する。

診察のポイント

- 低悪性度リンパ腫の一種であることから、表在リンパ節と脾臓の腫大を確認する。
- 過粘稠度症候群は視力障害、頭痛、脳梗塞の症状を示し、急いで血漿交換を行う必要がある。

多発性骨髄腫　マクログロブリン血症

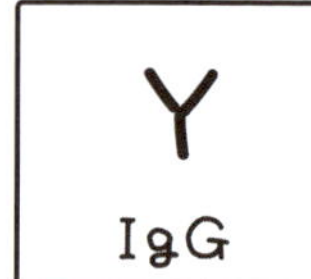

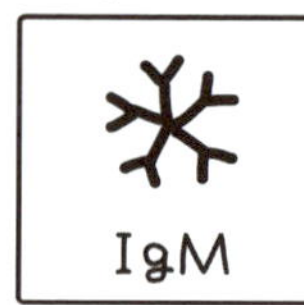

IgMは5量体であり分子量が大きい

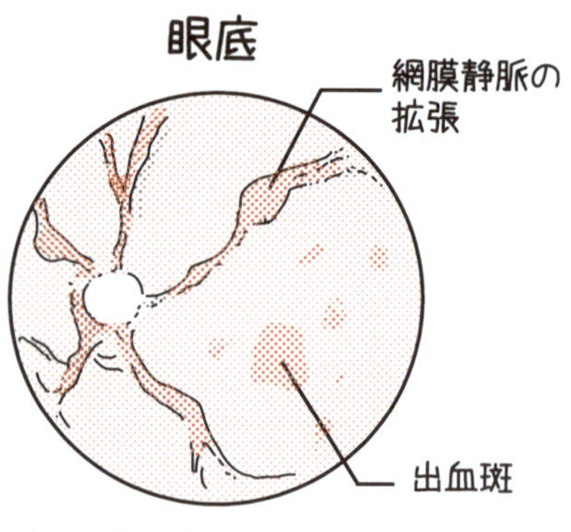

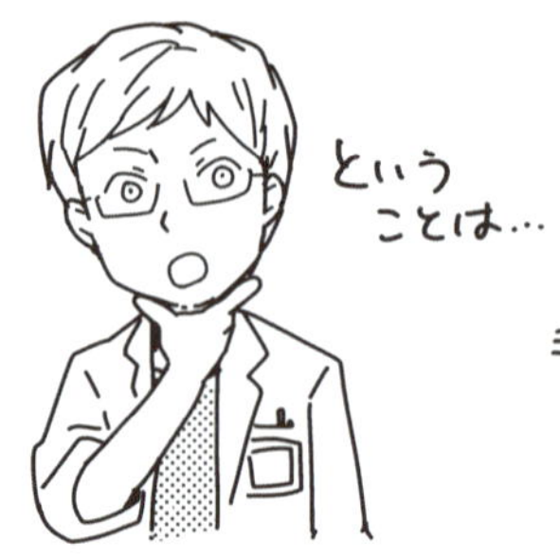

毛細血管に詰まりやすい！！

過粘稠度症候群

- 抗ミエリン抗体を産生する患者では、手足のしびれなど末梢神経症状を認める。

検査

- 血液中の **IgM** がモノクローナルに上昇していることを、血清蛋白分画、免疫電気泳動、免疫固定法で確認する。
- 骨髄検査で、リンパ球、形質細胞に分化傾向を示すリンパ球、形質細胞の増加を確認できる。

鑑別診断

- IgM がモノクローナルに増える疾患は、マクログロブリン血症のみである。文字通り、マクロ（大きい）免疫グロブリンが増加する。
- 昔は、基礎疾患がなく原因不明のものを原発性マクログロブリン血症、悪性リンパ腫に合併するものを続発性マクログロブリン血症と呼んでいた。現在、原発性マクログロブリン血症は低悪性度の**リンパ形質細胞性リンパ腫**（lymphoplasmacytic lymphoma：LPL）の亜型に分類されている。

治療

- 人間ドックで偶然見つかり、症状がない原発性マクログロブリン血症は経過観察で良い。視力障害、脳梗塞など過粘稠度症候群を合併していれば、速やかに**血漿交換療法**を開始する。
- 血漿交換療法の治療効果は一時的であり、臨床症状がある症例には低悪性度リンパ腫に準じた化学療法（リツキシマブ単剤、リツキシマブ＋トレアキシン療法、R-CHOP 療法など）を行う。化学療法による根治は期待できない。
- なお、リツキシマブ単剤療法では一時的に IgM が上昇することから、IgM 5,000 mg/dL 以上の症例では血漿交換療法で IgM を減らしてから、リツキシマブを投与することが望ましい。

専門医に紹介するタイミング

- 無症候性は半年に 1 回、経過観察をすればよい。
- 抗がん剤が必要な場合、血液内科専門医を紹介する。視力障害があれば、眼科医に診察を依頼する。

MGUS は前がん病変

- ◉偶然見つかる無症状のモノクローナル蛋白血症を MGUS という。
- ◉MGUS は加齢性変化であり、50 歳以上の 3%、70 歳以上の 5%に認められる。
- ◉年に 1%、10 年で 10%が多発性骨髄腫に進展する。
- ◉IgM 型の方が、非 IgM 型よりも予後が悪い。

- 人間ドックや内科外来で ZTT、TTT の異常高値から、偶然にモノクローナル蛋白血症が見つかることがある。
- 高齢者では多発性骨髄腫、リンパ系腫瘍の合併を最初に疑わなければいけないが、精査してもがん病変がなく、高カルシウム血症、腎障害、貧血、骨病変がなければ、**意義不明の単クローン性ガンマグロブリン血症**（monoclonal gammopathy of undetermined significance：**MGUS**）と診断される。
- MGUS は加齢性変化であり、健康な中高年の数%に認められる。長期観察すると年に 1%、10 年で 10%が多発性骨髄腫を発症することから、**前がん病変**である。

診察のポイント

- 症状はない。症状があれば、多発性骨髄腫を疑う。

検査

- 血液検査、生化学検査、免疫グロブリン（IgG, IgA, IgM)、蛋白分画、**血清免疫電気泳動**または**免疫固定法**でγグロブリンがモノクローナルに増えていることを確認する。
- 骨髄検査で形質細胞が 10%未満であることを確認する。
- 必要に応じて X 線検査で骨病変がないことを確認する。

鑑別診断

- 免疫グロブリン高値の原因としては、ポリクローナルであれば感染症、膠原病など炎症性疾患を疑う。モノクローナルであれば、多発性骨髄腫が代表疾患であり、他にリンパ系腫瘍、MGUS がある。

- MGUSの診断は、血清中の免疫グロブリンが3g/dL以下であること、骨髄中の形質細胞が10％未満であること、さらにリンパ系腫瘍（多発性骨髄腫、悪性リンパ腫）がないこと、臓器障害（高カルシウム血症、腎障害、貧血、骨病変）がないことから診断する。言い換えれば、臓器障害があればMGUSではなく、骨髄腫と診断される。

治療

- MGUSは無症状であり、抗がん剤などの治療は不要である。現時点でMGUSから多発性骨髄腫への進展を抑える治療法は確立していない。

専門医に紹介するタイミング

- MGUSは年に1％が多発性骨髄腫に進展することから、半年ごとに採血検査で経過観察する。経過中に高カルシウム血症、腎障害、貧血、骨病変を合併すれば多発性骨髄腫の発症を強く疑い、血液専門医を紹介する。

MGUSは前がん病変である
Monoclonal Gammopathy of Undetermined Significance
意義不明の単クローン性ガンマグロブリン血症
症状は
ありません
10年後
10％が
多発性骨髄腫を
発症
良性疾患だと思ってた…

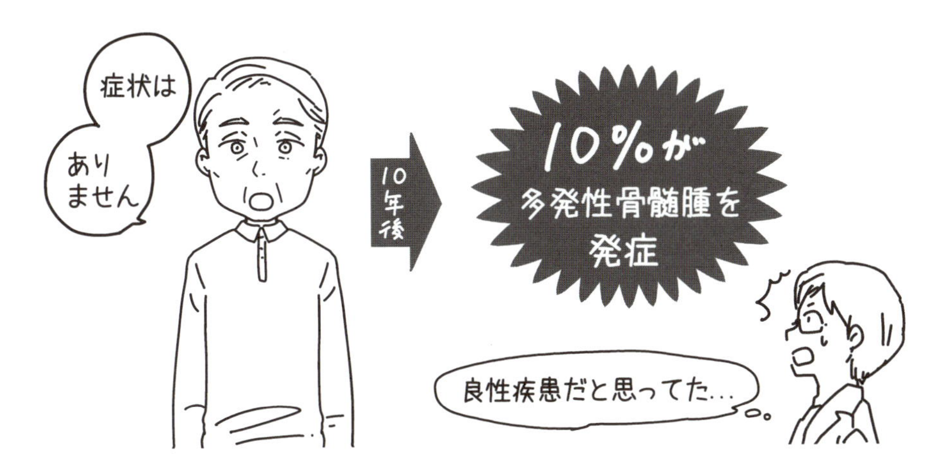

意外と多い HTLV-1 キャリア

◉国内の HTLV-1 キャリアは約 100 万人。人口の約 1%にあたり、肝炎ウイルスキャリアに次いで多い。
◉キャリアの 5%が白血病 / リンパ腫を発症する。
◉母子感染は断乳で予防できる。

- **HTLV-1** は、human T cell leukemia virus（ヒト T 細胞白血病ウイルス）の名前通り、白血病の原因ウイルスである。リンパ系腫瘍は B 細胞由来が多いが、九州出身者では T 細胞性が多く、その原因ウイルスとして発見された。
- キャリア（感染者）のうち約 5%が**成人 T 細胞性白血病 / リンパ腫（ATLL）**を発症する。感染経路は、母乳、血液、性行為である。いずれも HTLV-1 が感染したリンパ球により感染が成立する。

診察のポイント

- HTLV-1 キャリアは無症状であり、身体所見はない。
- ATLL を発症すると、発熱、リンパ節腫大、脾腫、重症例では高カルシウム血症による意識障害を伴う。**HTLV-1 関連脊髄症**では歩行障害、膀胱直腸障害を認める。HTLV-1 キャリアの 0.1% は**ブドウ膜炎**を合併し、目のかすみ、飛蚊症を自覚することがある。

検査

- **HTLV-1 抗体**が陽性となる。ATLL を発症すると、末梢血中に異型リンパ球（花びら型の核を持つ**フラワー細胞**；p.103 参照）、sIL-2R 高値、リンパ節腫大を認める。

感染予防

- 母乳哺育を続けると約 20%が感染するが、断乳により感染率は約 3%に低下する。最近の研究で、授乳期間を 3 ヵ月以内に抑える、あるいは母乳を 24 時間以上凍結することで感染率を断乳と同じレベルに下げる試みもされている。いずれの方法も 100%の感染予防は難しく、HTLV-1 に詳しい医師、助産師と相談することが望ましい。

- 断乳しても3%が感染する理由として、経胎盤感染、産道感染が疑われるが、帝王切開により感染が減るという根拠はなく、分娩様式は産科的に決定する。
- 性行為感染は、主に精液中に含まれる感染リンパ球を介して女性に感染する。コンドームの利用は感染予防に有効である。妊娠を希望する場合は通常の性行為をしてよいとされる。感染から発症までの時間が長く、成人での感染によりATLLを発症した症例がないためである。
- 輸血製剤はHTLV-1検査がされており、原則として感染の心配はない。

鑑別診断

- T細胞性の悪性リンパ腫はATLLを疑い、出身地、家族歴、過去にHTLV-1感染を指摘されたかを問診する。HTLV-1抗体陽性で診断がつく。

治療

- 現在、HTLV-1キャリアに対する治療法はなく、感染予防が重要である。将来的には、肝炎ウイルス治療により肝臓がんの発症を予防するのと同様、HTLV-1キャリアも治療できる時代が来ることが予想される。

専門医に紹介するタイミング

- HTLV-1キャリアを診たら、眼科医に紹介してブドウ膜炎の有無を確認する。
- 末梢血と神経所見に異常がなければ、年1回の健診で経過観察としてよい。
- ATLLまたはHTLV-1関連脊髄症を発症したら、血液専門医と脳神経専門医を紹介する。

HTLV-1の特徴

潜伏期間が長い（40年以上）

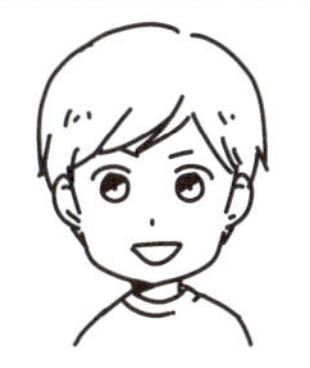

若者の発症はない

感染力が弱い

大量のTリンパ球が体内に入らなければ感染しない

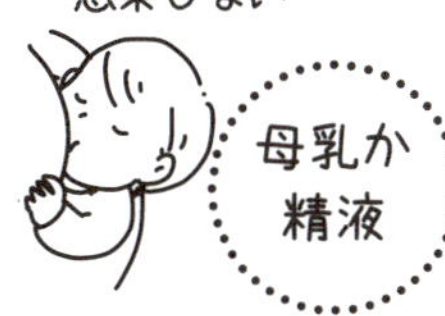

キャリアの95%は発症しない

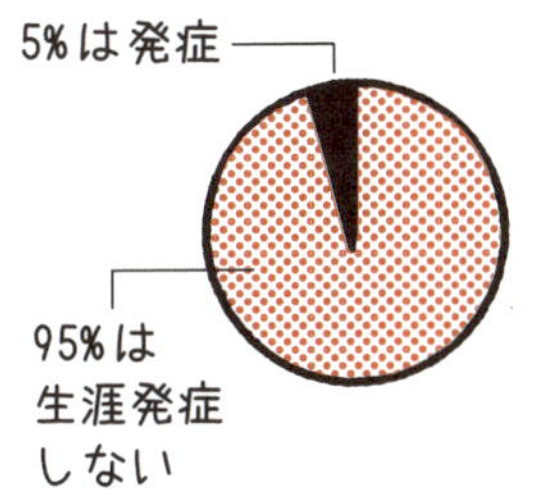

人種差がある血液疾患

- 鼻腔原発 NK/T 細胞リンパ腫は、日本人に多く、白人に少ない。発症に EB ウイルス感染が関与する。
- HTLV-1 感染による成人 T 細胞性白血病 / リンパ腫（ATLL）は、日本人に多く、白人に少ない。
- 慢性リンパ性白血病（CLL）は白人の白血病の 30%を占めるが、日本人では 3%と稀である。
- サラセミアは黒人に多く、日本人に少ない。日本人のサラセミアは、黒人と異なり軽症である。

- 海外からの旅行者や定住者が急速に増え、外国人を診察する機会が増えている。そんなときに役に立つ知識として、人種差がある血液疾患を紹介する。

鼻腔原発 NK/T 細胞リンパ腫

- **EB ウイルス**感染により発症する。鼻づまり、鼻出血、頭痛などで耳鼻科を受診し、鼻腔内の腫瘍生検で診断がつく。
- **ナチュラルキラー（NK）細胞**が増える珍しい血液がんであり、日本を含む東アジアに多く、白人にはきわめて稀である。補助診断として、腫瘍組織の EBV 染色（EBER、EBV の *in situ* hybridization）と末梢血中の EBV DNA 定量が有用である。治療は、2/3DeVIC 化学療法と局所放射線照射を組み合わせる。

成人 T 細胞性白血病 / リンパ腫（ATLL）

- 日本人に多く、白人に少ない。HTLV-1 の母乳を介した垂直感染が原因であり、九州地方に多い。現在では人の移動が活発となり、関東地方でも HTLV-1 感染者、ATLL 患者を診察する機会が増えている。
- 母乳哺育を避けることにより、感染者数は急速に減少しており、国内の患者数は将来大きく減ることが予想される。
- ATLL は予後不良の疾患で、根治を期待できる治療は造血幹細胞移植のみである。高齢者に発症するため移植を受けられるのは一部であり、化学療法を選択することが多い。欧米を中心に抗ウイルス薬による臨床試験が進められている。

慢性リンパ性白血病（CLL）

- 白人の白血病の30%を占めるが、日本人の発症頻度は3%と稀である。ゆっくり進行する慢性の血液がんである。ほとんどの症例は無症状であり、白血球数が多く、リンパ節腫大があっても、経過観察が可能である。
- 長期に観察すると、一部は発熱、貧血の進行、急速なリンパ節腫大など病型が悪化（**リヒター症候群**）を示し、化学療法が必要になる。
- CLLに有効な分子標的治療薬（ブルトン型チロシンキナーゼ阻害薬**イブルチニブ**）が処方できるようになった。

サラセミア

- 先天性溶血性貧血であるサラセミアは黒人に多い。日本人の保因者の頻度は約3,000人に1人とされるが、ほとんどが軽症型で治療は不要である。一方、黒人のサラセミアは重症型が多く、輸血と鉄過剰症の治療が必要となる。
- 診断のポイントは、原因不明の**小球性貧血**である。小球性貧血の鑑別診断として、鉄欠乏性貧血、ACD（慢性疾患に伴う貧血）、サラセミアがある。サラセミアのみ血清鉄とフェリチンが正常であり、末梢血の塗抹標本で**標的赤血球**を認める。
- 糖尿病の管理のためにHbA1C検査を提出して、偶然、**異常ヘモグロビン**を指摘されることもある。また、鉄剤に反応しない小球性貧血の患者を紹介されて、よく見ると鉄剤を投与する前からフェリチンが高値であり、精密検査項目であるHbFとHbA2の高値からサラセミアと診断がつくこともある。
- 確定診断には遺伝子検査が必要となるため、先天性溶血性貧血の研究をしている専門施設を紹介する。

CAR-T 細胞療法

◉患者の T 細胞を遺伝子改変して体内に戻す新しい治療法。
◉CAR-T 細胞は、がん細胞を特異的に攻撃する。
◉CAR-T 細胞は患者の体内で増殖するため、投与は 1 回で済む。
◉薬価は約 3,300 万円と高額で、治療を提供できる医療機関は限られる。

- 従来、がんの標準的治療は手術、抗がん剤、放射線の 3 つであった。新たに登場した CAR-T 細胞療法は、患者由来の T 細胞を工場で遺伝子改変して患者に戻すがん免疫療法である。
- CAR-T 細胞はがん細胞を特異的に攻撃し、急性リンパ芽球性白血病に対して造血幹細胞移植に匹敵する高い治療効果を示す。2019 年に 25 歳以下の**急性リンパ芽球性白血病**と、**びまん性大細胞型 B 細胞性リンパ腫**のいずれも難治例に対して承認されている。

CAR-T 細胞とは

- **キメラ抗原受容体**（chimeric antigen receptor：**CAR**）は、抗体の抗原結合部位と T 細胞活性化レセプターの細胞内ドメインを遺伝子組み換え技術により結合させたものである。この CAR 遺伝子を、ウイルスなどを用いて T 細胞に導入したものが **CAR-T 細胞**である。
- 2019 年に日本で承認されたチサゲンレクルユーセル（キムリア®）は、**CD19 抗原**に対する CAR-T 細胞である。CAR-T 細胞は、腫瘍細胞を特異的に認識すると活性化し、パーフォリンを分泌して細胞死（アポトーシス）を誘導する。患者の体内で増殖する機能を与えられているため、従来の化学療法と異なり 1 回の投与で済む。このため造血幹細胞移植に匹敵する高い有効性がありながら、患者の QOL が高いのが特徴である。

CAR-T 細胞療法

- キムリア® は、患者から白血球アフェレーシスという特殊な血液ろ過プロセスによって T リンパ球を取り出し、米国ニュージャージー州にある製薬企業の製造施設で、CD19 抗原に対する CAR-T 細胞として製造される。
- CD19 陽性の急性リンパ芽球性白血病の約 8 割、びまん性大細胞型 B 細胞リンパ腫の約 6 割に有効であるが、一部は再発する。

- 投与前に、シクロホスファミドとフルダラビンを投与して、体内のリンパ球を減らすことにより治療効果が高まる。成人患者の場合、約 1 億個の CAR-T 細胞を点滴投与する。主な副作用として、投与時にサイトカイン放出症候群が起きやすいが、IL-6 レセプター抗体（トシリズマブ）が有効である。

免疫チェックポイント阻害薬との違い

- がん細胞は T リンパ球表面の **PD-1** レセプターを刺激して、リンパ球の活性化を抑えることにより攻撃から逃れている。ニボルマブ（オプジーボ®）やペムブロリズマブ（キイトルーダ®）を代表とする免疫チェックポイント阻害薬は、T リンパ球上の PD-1 に対する抗体医薬である。
- PD-1 抗体を投与すると T リンパ球は、がん細胞を非特異的に攻撃できるようになる。一方、CAR-T 細胞は、がん細胞を狙い撃ちにする免疫細胞療法である。

今後の展開

- 多発性骨髄腫、低悪性度リンパ腫に対して有効性を示す、新しい CAR-T 細胞療法の臨床試験成績が報告されている。
- 固形腫瘍に対する有効性は残念ながら低い。今後、医療工学の発展により、より強力で価格を抑えた CAR-T 細胞が複数のがんに臨床応用されることが予想される。

TAFRO 症候群

◉原因不明の発熱、血小板減少、全身性浮腫（胸水、腹水）を特徴とする症候群。

◉キャッスルマン病のリンパ節病理像と似ているが、TAFRO 症候群では血清γグロブリンが減少し、リンパ節腫大が目立たず、腎機能障害を合併する点が異なる。

◉標準的な治療法は確立していない。

- 2010 年に日本で提唱された新たな疾患概念で、血小板減少（**T**hrombocytopenia）、全身性の浮腫（**A**nasarca）、発熱（**F**ever）、骨髄の線維化（**R**eticulin fibrosis）、臓器腫大（**O**rganomegaly）の頭文字をとって **TAFRO 症候群**と命名された。
- 稀な疾患で病態に不明な点が多いが、現在、ガイドラインの作成が進められている。

診察のポイント

- 原因不明の発熱、血小板減少による出血症状、全身性の浮腫（胸水、腹水）があれば、TAFRO 症候群を疑う。
- 鑑別すべき疾患として、悪性リンパ腫、がん、膠原病、感染症などがあり、丁寧に理学的所見をとる。
- 類縁疾患の**キャッスルマン病**と異なり、リンパ節の腫大は目立たない。悪性リンパ腫との鑑別診断が必要な時は、リンパ節生検を行う。肝臓と脾臓が腫れていることが多い。

検査

- 血小板減少、胸水・腹水を認める。リンパ節生検でキャッスルマン病様の病理所見を認める。骨髄の細網線維化または巨核球の増加、肝脾腫、軽度のリンパ節腫大、進行性の腎障害を認める。
- 欧米におけるキャッスルマン病と異なり、HHV-8 と HIV の感染はない。

鑑別診断

- 不明熱、胸水・腹水、血小板減少があることから、がん、膠原病、感染症、POEMS 症候群、IgG4 関連疾患、肝硬変、キャッスルマン病との鑑別診断が必要である。
- POEMS 症候群と異なりモノクローナル蛋白はない。また、IgG4 陰性より、IgG4 関連疾患を除外診断する。
- キャッスルマン病と異なり、TAFRO 症候群ではγグロブリンが増えていないこと、体液貯留が進行性で腎機能障害があることから鑑別診断を行う。

治療

- 副腎皮質ステロイド（プレドニゾロン）を第一選択とする。
- 第二選択として、リツキシマブ（保険適応外）、トシリズマブ（保険適応外）、シクロスポリン（保険適応外）などが挙げられるが、希少疾患のため確立した標準的治療はない。

専門医に紹介するタイミング

- プレドニゾロンが無効な場合、セカンドライン治療が必要であり、専門医を紹介する。

第6章 止血機構の異常

血小板 1,000/μL なのに出血症状がない

◉ 血小板が異常低値なのに出血症状がない場合、偽性血小板減少症を疑う。
◉ EDTA 依存性偽性血小板減少症の頻度は、約 0.1% とされる。
◉ 凝固検査専用の採血管で再検査を行えば、血小板数は正常化する。

- 血小板が異常低値を示すにもかかわらず、出血症状がなければ**偽性血小板減少症**を疑う。
- 偽性血小板減少症は、体内の血小板数は正常であるが、採血管内の **EDTA**（抗凝固剤）に反応して血小板が凝集し、見かけ上、少なくなる状態である。EDTA の存在下で、免疫グロブリンにより血小板が活性化するのが原因とされるが、不明な点も多い。
- 採血が困難な患者で、検体採取に時間がかかると採血管内で凝固して、血小板数が少なくなる。この場合は、反対側の腕で再検査すれば正常化する。

診察のポイント

- 血小板数が 1 万 /μL 以下の血小板減少症では、紫斑、口腔内出血を認めるはずである。出血症状が全くなければ、臨床的に偽性血小板減少症を疑う。

あわてない
あわてない～
こちらの専用容器で再検査します
血算用
キャップの色
紫
EDTA塗布
凝固検査用
キャップの色
黒
クエン酸Na

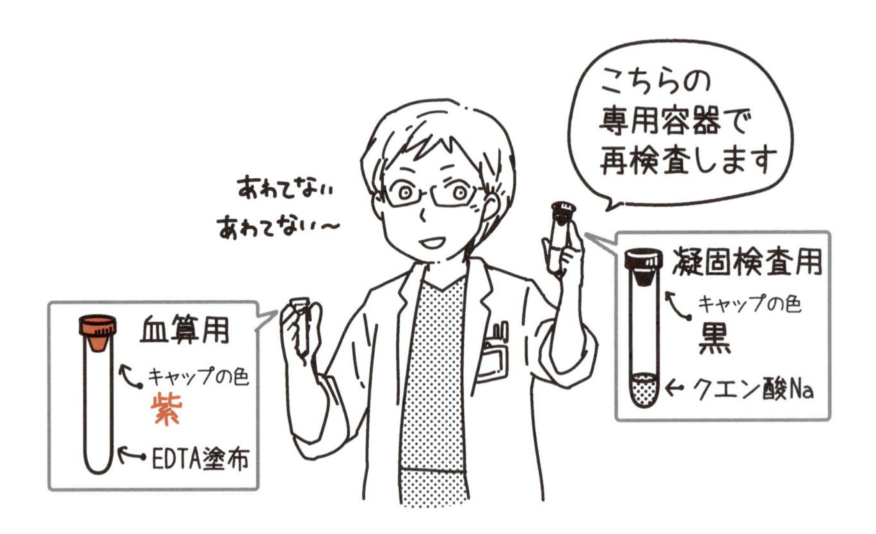

検査

- 偽性血小板減少症を疑う場合、EDTA 添加の採血管内の末梢血で塗抹標本を作製すると、血小板凝集像を確認できる。
- **クエン酸**添加の採血管（**血小板専用容器**）で検体を採取すると、血小板数が正常化する。ごく稀に抗凝固薬を変更しても凝集する症例があり、その場合は検査部の了解を得て、抗凝固薬を使わずに採血を行い、直ちに測定すると血小板数が正常となる。
- なお、ITP に偽性血小板減少症を合併することもあり、本来の血小板数よりも低い結果が出るので、治療決定にあたり惑わされないようにする。

鑑別診断

- 血小板減少症の鑑別診断として、薬剤性、急性白血病、免疫性血小板減少症（ITP）、血栓性血小板減少性紫斑病（TTP）、播種性血管内凝固症候群（DIC）、膠原病、ヘパリン誘発性血小板減少症（HIT）などがある。
- 入院患者であれば、カテーテルのヘパリンロックなどによる HIT も考えるが、血小板数が 1,000/μL まで低下することは少ない。
- 出血症状がない場合、偽性血小板減少症と TTP の鑑別診断となるが、後者には溶血性貧血を必ず合併しており鑑別診断は容易である。

治療

- 偽性血小板減少症は見かけ上の血小板減少であり、体内の血小板数は正常であるため治療は不要である。ITP と間違えて、慌てて血小板輸血と免疫グロブリン大量療法を行わない。

専門医に紹介するタイミング

- 血液専門医への紹介は不要である。

ヘパリン治療中の血小板減少と血栓

◉ヘパリン起因性血小板減少症（HIT）の約5割に血栓症を合併、約1割が死亡する。
◉ヘパリン開始5～10日後に、血小板が50%以上減少する。
◉HIT抗体が陰性であれば、HITを否定できる。
◉速やかにヘパリンを中止、抗トロンビン薬を開始する。

- 抗凝固薬のヘパリンを処方している患者の約1%に、**ヘパリン起因性血小板減少症**（heparin-induced thrombocytopenia：**HIT**）を合併する。HITには病的意義がないⅠ型と、血栓症を合併する危険なⅡ型がある。
- **血小板第4因子**（**PF4**）とヘパリンの複合体に対するIgG抗体が産生され、血小板、血管内皮と単球を介してトロンビンを活性化させる。これにより血小板減少に加えて、約5割に血栓症を合併し、約1割が死に至る。

診察のポイント

- ヘパリンの皮下注射部位が壊死、または赤ければHITを疑う。透析中の患者であればフィルターが目詰まりする。
- HITの約5割に**血栓症**を合併する。動脈性（脳梗塞、心筋梗塞）、静脈性（深部静脈血栓症、肺梗塞）が知られている。

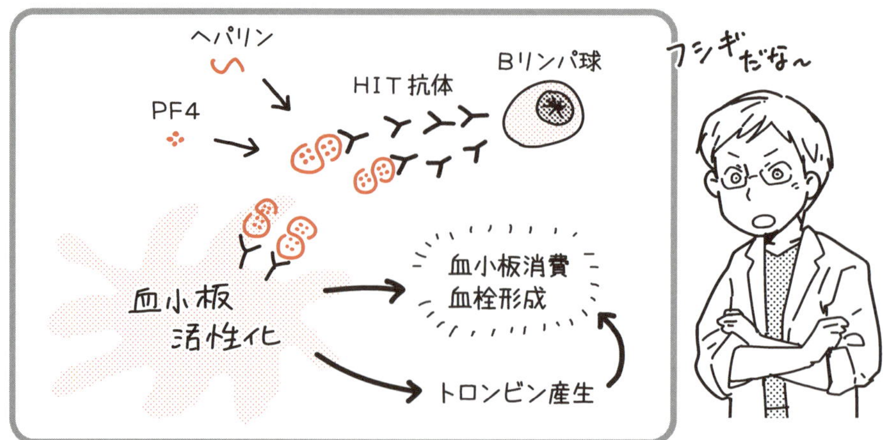

- ヘパリンは血液透析、心臓カテーテル検査に限らず、カテーテルのヘパリンロックに使われることも多い（p.163 参照）。血小板減少について他科から相談を受けた場合は、ヘパリンロックの有無を確認する。

検査

- ヘパリン治療開始から 5 ～ 10 日後に血小板数が 50％以下に減少することが多い。新たに血栓症を合併していれば、さらに HIT が疑わしい。血小板数、発症時期、血栓症と合併症の有無に基づく**4T スコア**が診断に用いられる。
- **HIT 抗体**は感度が高く、特異性は低い。HIT 抗体陰性であれば HIT の可能性は低い。
- 患者血清を用いた HIT の機能検査として、血小板のセロトニン放出試験と凝集試験が教科書に記載されているが、保険適応外である。

鑑別診断

- 入院患者の血小板減少は薬剤性、DIC、膠原病など様々な原因で起こり、HIT は 1％と稀である。発症頻度は、ヘパリン投与中の患者の 0.1 ～ 1％である。
- HIT 抗体陽性の患者を診た場合、ヘパリン開始 5 ～ 10 日後に血小板が 50％以上減少して、さらに血栓症を合併していれば HIT と臨床的に診断して良い。
- ヘパリン開始 1 ～ 2 日で血小板の減少が 30％以内であり血栓症がなければ、非免疫的機序によるⅠ型 HIT であり、血栓症を合併する危険性はない。Ⅰ型 HIT は、ヘパリン中止で速やかに血小板数は正常化する。

治療

- 速やかにヘパリンを中止し、抗トロンビン薬**アルガトロバン**（スロンノン®）を開始する。血小板数が正常化したらワーファリンを併用し、PT-INR が目標値に達したらアルガトロバンを中止して約 3 ヵ月間抗凝固療法を継続する。血栓傾向にあり出血症状に乏しいことから、血小板輸血は不要である。
- HIT 抗体は約 100 日間陽性となるが、HIT 抗体が陰性化すれば、ヘパリン再投与は可能とされる。

専門医に紹介するタイミング

- ジェネラリストによる対応が可能である。血小板が減りそうな複数の薬剤が投与されている場合は診断に迷うことがあり、専門医に相談する。

薬剤性血小板減少症

◉外来で出会う血小板減少症の原因として最も多い。
◉抗がん剤、抗リウマチ薬、抗てんかん薬、解熱鎮痛消炎剤、抗菌薬など、血小板を減らす薬剤は多岐にわたる。
◉疑わしい薬を中止すれば、速やかに血小板数は回復する。

- 初診外来で診察する血小板減少症の原因として最も多いのは**薬剤性血小板減少症**である。健康診断、もしくはかかりつけ医の採血検査で偶然見つかることが多い。
- 血小板を減らす薬剤として、抗がん剤と抗リウマチ薬の**葉酸代謝拮抗薬**（メソトレキセート）は、薬理学的に当然である。抗てんかん薬、解熱鎮痛消炎剤、抗菌薬は、体内で新たな抗原となり、免疫反応で血小板が破壊される。市販の感冒薬の副作用としても知られている。
- 外来で慌てて骨髄検査をしなくても、丁寧な問診で被疑薬を絞り込み中止すれば、数日で血小板数が回復して、患者と紹介医に感謝される。

診察のポイント

- 偽性血小板減少症と異なり、実際に血小板が減少するため、**皮下出血斑**を認める。
- 被疑薬は過去4週間以内に始めたものが多いとされるが、半年間服用していた薬剤でも起こることがある。遅れて発症する機序は不明である。
- 血小板減少に**薬疹**を伴えば、診断をつけやすい。

検査

- 薬剤アレルギーの原因薬剤を検索するための検査として、**DLST**（drug-induced lymphocyte stimulation test；薬剤によるリンパ球刺激試験）がある。

鑑別診断

- 免疫性血小板減少症（ITP）、膠原病、骨髄異形成症候群（MDS）、急性白血病、HIV感染症、肝硬変など血小板が減少する疾患との鑑別を進める。

- 薬剤性血小板減少症に特異的な検査はなく、被疑薬を中止して数日後に血小板数が正常化すれば診断に至る。DLST 検査は補助診断として有効であるが、必ずしも全例で陽性にならない。
- 血液疾患、膠原病、ウイルス感染症などは、各種検査で除外診断する。

治療

- 疑わしい薬剤を中止する。高齢者では複数の治療薬を服用していることが多いため悩ましいが、最近始めた薬剤から中止するのも 1 つの方法である。また、よく見ると不要な薬剤が処方されている可能性もあり、疑わしいものを思い切ってすべて中止する。
- 薬剤性血小板減少であれば、薬剤の中止後、数日で血小板数は回復する。
- 重症例は急性 ITP との鑑別診断が難しく、免疫グロブリン大量療法、血小板輸血、副腎皮質ステロイドで対応して軽快する症例もある。

専門医に紹介するタイミング

- 薬剤性血小板減少症は、被疑薬の中止で軽快するためジェネラリストが対応できる。疑わしい薬剤を中止しても改善しない場合、他の鑑別診断を進める。

周期的に血小板が減少

◉周期性血小板減少症は原因不明の出血性疾患である。
◉女性に多く 28 日周期で月経時に血小板が減ることが多いが、男性患者もいる。
◉副腎皮質ステロイドに治療抵抗性であることが多い。

- **周期性血小板減少症**は、原因不明の後天性出血性疾患である。女性に多く、生理と同じく 28 日周期で血小板が減ることが多いが、男性にも発症する。免疫性血小板減少症（ITP）と診断して初期治療を開始後、周期的に血小板が急速に減少して自然回復することから気がつくことが多い。
- 血小板数の振れ幅は大きく、最低 1,000/μL から最高 80 万 /μL となることも珍しくない。女性患者で月経時に血小板数が最低値となることが多いため、女性ホルモン剤（ピル）の処方が必要になることもある。ステロイドは無効であり、確立した治療法はない。
- 国内患者数は不明である。難病に指定されていないが、特発性血小板減少性紫斑病（ITP）として難病申請されている症例がある。

診察のポイント

- 周期的に血小板が減少し、**出血症状**を伴う。血小板数 5,000/μL 以下になると鼻血、口腔内出血、不正性器出血を認めることがある。

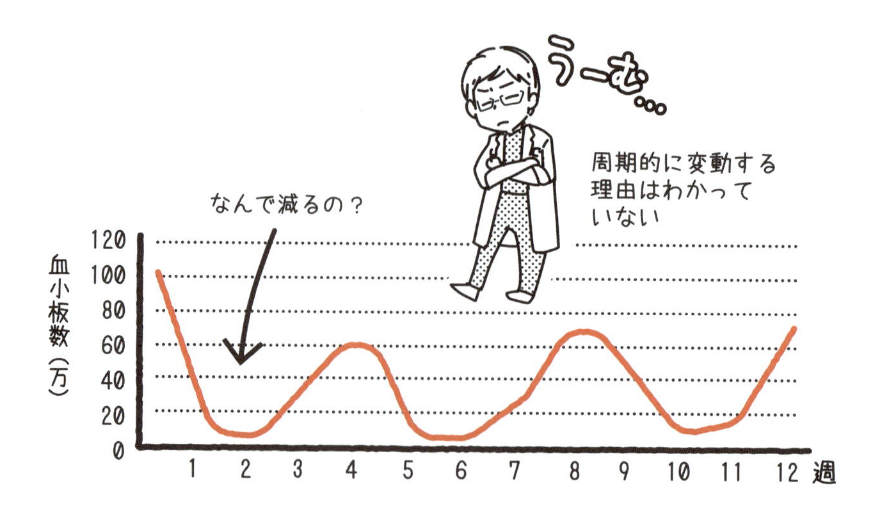

- 血小板数の変動周期には個人差がある。月経と同時に血小板が減ることが多いとされるが、月経と周期がずれる女性、月経がない男性にも発症するので原因は不明である。筆者は月の満ち欠け（満潮・干潮）との関係を考えたことがあるが、重力との因果関係は証明されていない。

検査

- 特異的な検査はない。周期的に血小板数が減少し、自然に回復することを確認して診断する。回復過程において、血小板数が基準値を超えることは珍しくない。
- 抗血小板抗体や、抗血小板抗体を産生するＢリンパ球数とも相関がない。

鑑別診断

- 免疫性血小板減少症（ITP）、膠原病、がんの骨髄転移、薬剤性血小板減少、ウイルス感染症、血液がんなど、血小板減少の原因疾患を鑑別する。
- 周期的に血小板が減り、増えていれば診断できる。血小板数の変動グラフを描くには毎週の採血検査が望ましいが、患者の通院負担が増える。

治療

- 出血症状が軽症であれば経過観察する。血小板減少時に臨床的に問題となる出血症状があれば、治療開始を検討する。
- 副腎皮質ステロイドは、ほとんどの症例で無効である。トロンボポエチン受容体作動薬はITPに有効であるが、周期性血小板減少症に投与しても血小板数の最低値が改善せず、最高値が悪化するだけで無効とする報告が多い。
- 免疫抑制剤シクロスポリン（保険適応外）による有効例が報告されている。ヘリコバクター・ピロリ除菌、抗体医薬リツキシマブは無効とされる。

専門医に紹介するタイミング

- 軽症例は経過観察する。免疫抑制剤を使い慣れているジェネラリストであれば、シクロスポリンを試してもよい。

妊婦の血小板減少症

◉生理的な妊娠性血小板減少症が最も多い。
◉免疫性血小板減少症（ITP）合併妊娠の管理について学ぶ。

- 血小板が減少した妊婦の診察を産科から依頼されることがある。最も多いのは、生理的な**妊娠性血小板減少症**である。その病態は、妊娠に伴う血漿の増加により希釈されることや、網内系が活発になり血小板の寿命が短くなるとの説があるが、真相は明らかでない。
- 他の原因として、**免疫性血小板減少症**（immune thrombocytopenia：**ITP**）、**全身性エリテマトーデス**（SLE）、**抗リン脂質抗体症候群**（APS）などの内科的疾患に加え、偽性血小板減少症、薬剤性血小板減少症、産科疾患（妊娠高血圧腎症、HELLP 症候群）、血栓性血小板減少性紫斑病（TTP）などの鑑別診断も必要となる。

診察のポイント

- 出血症状の有無を確認する。基礎疾患がなく、妊娠中期以降に血小板が緩徐に減少して出血症状がなければ、妊娠性血小板減少症を疑う。ITP と異なり、血小板数は 7 万 /μL 以上あり軽症である。
- 妊娠前から ITP、SLE、APS などの診断がついていた症例は対応が楽である。反対に、妊娠中に ITP を新規発症すると、妊娠性血小板減少症との鑑別に困ることがある。
- APS では、不育症に対するヘパリン自己注射による**ヘパリン起因性血小板減少症**（HIT）を疑い、治療歴を問診する。
- 妊娠に伴う妊娠高血圧腎症、HELLP 症候群は、内科医よりも産科医の方が管理に慣れており、内科に依頼することは少ない。
- 稀な疾患であるが、溶血性貧血と血小板減少を認めたら **Evans 症候群**（自己免疫性溶血性貧血と ITP の合併）と血栓性血小板減少性紫斑病（TTP）を疑う。

検査

- 偽性血小板減少症を除外するため、血液塗抹標本（血小板凝集像）と、血小板専用容器による再検査を行う。
- ヘパリン自己注射をしている APS 患者は、HIT 抗体と D-dimer を検査する。

- SLE は抗核抗体、抗 dsDNA 抗体を調べる。
- ITP は血小板が減少する疾患の除外診断を行う。妊婦において急性白血病など血液がんを疑う場合を除き、骨髄検査は不要である。
- Evans 症候群を疑う場合、クームス試験を提出する。
- APS は抗リン脂質抗体、抗カルジオリピン抗体を調べる（p.166 参照）。
- TTP は ADAMTS13 酵素活性で診断する。後天性 TTP は ADAMTS13 インヒビターが陽性となる。先天性 TTP は常染色体劣性遺伝のため、国内患者数は約 60 名ときわめて稀である。

ITP 合併妊娠の診断

- 血小板減少を起こす疾患を除外することにより、ITP と診断する。
- ITP では血小板が 10 万 / μL 以下に低下し、白血球と赤血球に異常を認めない。妊娠性血小板減少症と比べて血小板数は少なく、7 万 / μL 以下となることが多い。妊娠性血小板減少症は分娩後に血小板数が正常化するが、ITP では改善しないことから鑑別できる。
- ITP の約 1 割は自己抗体が陽性となることから、SLE の初期段階を見ている可能性もある。

ITP 合併妊娠の管理

- ITP 患者は健常人と同じように妊娠が可能である。妊娠中も血小板は 2 ～ 3 万 / μL 以上あればよい。妊婦と胎児に安全性が確立しているのは、プレドニゾロンと免疫グロブリン製剤である。
- 血小板 5 万 / μL で自然分娩は可能であるが、何らかの理由で緊急帝王切開になることに備え、分娩予定日が近づいたら 8 万 / μL 以上になるよう内科的治療で対応することが多い。分娩様式は産科的適応で決定する。帝王切開が経腟分娩と比べて、新生児の頭蓋内出血を減らすことはない。
- 新生児の約 1 割に一過性の血小板減少を認める。これは胎盤を通じて母体の抗血小板抗体が胎児に移行したものであり、通常 2 週間で正常化する。なお、母体がプレドニゾロンを内服しても授乳は可能である。

専門医に紹介するタイミング

- ITP 合併妊娠の周産期管理は、産科、小児科、麻酔科、血液内科の協力が必要である。

生理でシーツが血の海

◉重度の過多月経は、免疫性血小板減少症（ITP）など血液疾患を疑う。
◉急性 ITP の治療は、免疫グロブリン大量療法、血小板輸血、副腎皮質ステロイドによる。

- 夜間救急外来に過多月経の 30 代女性が来院した。夜用の大型ナプキンを 30 分おきに変えても、観察室のベッドのシーツが血の海になり、看護師がビニールシートを敷いた。産婦人科の当直医が診察をしたが、女性性器に異常はない。採血検査をしたところ、血小板数が 1,000/μL と激減していた。

診察のポイント

- 血小板数が 1,000/μL は重症である。性器出血に加えて、口腔内出血、全身の皮下出血斑（点状出血、斑状出血）を認める。重症であれば眼瞼貧血や、顔色が悪い可能性がある。
- 先行するウイルス感染症がないか問診する。肺炎、敗血症などを疑う発熱があれば、急性白血病、再生不良性貧血も念頭に置く必要がある。

検査

- 一般血液、血液凝固検査、抗核抗体、ヘリコバクター・ピロリ検査。

急に発症した血小板減少
ITP？
急性白血病？
薬剤性？

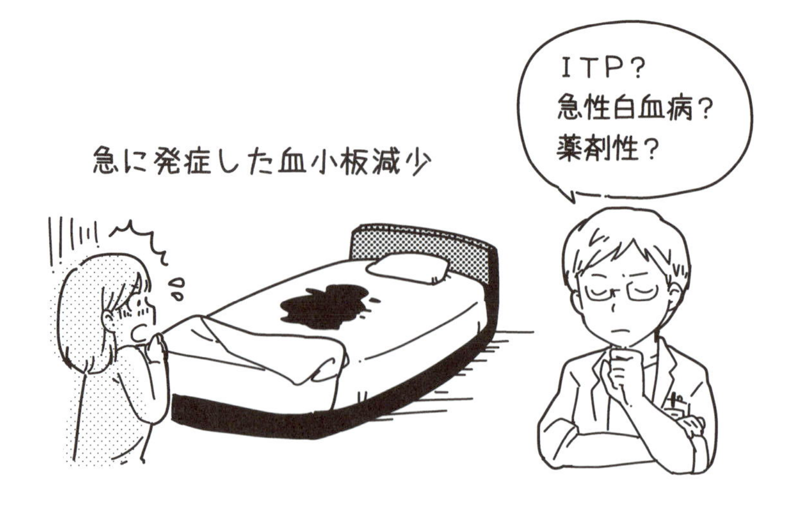

鑑別診断

- 急激に発症した血小板減少症の鑑別診断として、**免疫性血小板減少症（ITP）**、急性白血病、薬剤性などが挙げられる。再生不良性貧血も血小板減少をきたすが、慢性の経過であることが多い。
- **急性白血病**は血小板以外に、白血球数の増加と異常細胞の出現、貧血を認める。
- ITP の診断は除外診断による。薬剤性血小板減少を除外するため、問診と被疑薬中止で血小板数が回復するか確認する必要がある。

治療

- 急性 ITP の治療は、免疫グロブリン大量療法、血小板輸血、副腎皮質ステロイドである。抗プラスミン薬トラネキサム酸を併用しても良い。出血を悪化させる抗血小板薬、抗凝固薬は中止する。生理期間と重なっている場合、産婦人科医に女性ホルモン剤（ピル）の処方を相談する。
- 病状の落ち着いている慢性 ITP にピロリ除菌は有効であるが、血小板が増えるまで数週間かかることから重症例の急性期治療には適さない。

専門医に紹介するタイミング

- 粘膜出血（口腔内出血、不正性器出血、消化管出血）のある症例は重症化するリスクがあり、血液内科専門医を紹介する。

脾臓摘出で治る血液疾患

◉脾摘は根治を期待できるセカンドライン治療である。
◉脾摘の適応について学ぶ。

- 脾臓は人体で最も大きなリンパ組織である。T 細胞は胸腺、B 細胞は骨髄で成熟したのち、脾臓とリンパ節で来るべき免疫反応に備えて待機している。
- **脾臓摘出術**（**脾摘**）は約 100 年前より全世界で広く行われてきた（副腎皮質ステロイドの 50 年の歴史よりも古い）。
- **免疫性血小板減少症**（ITP）、温式**自己免疫性溶血性貧血**（温式 AIHA）、**遺伝性球状赤血球症**（HS）、**血栓性血小板減少性紫斑病**（TTP）の難治例に対する脾摘の有効性が確認されている。

手術様式

- 腹腔鏡下手術が標準的治療である。手術歴があり、腹腔内臓器の癒着が強い症例などは、やむを得ず開腹術に切り替えることがある。
- 先端的な医療機関では単孔式の腹腔鏡下手術が行われ、腹部の傷が 1 つで済む。経験豊富な執刀医の手術では、出血量が 100 mL 以下と少ない。自己血貯血は不要である。

摘出すべきか
しないべきか…
根治率は
他の
治療法は

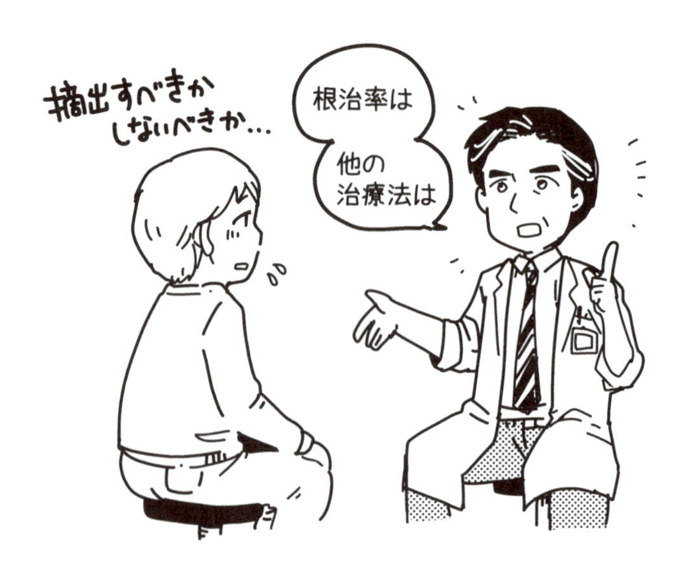

検査

- 副脾の存在について、あらかじめ造影 CT 検査で確認しておけば、手術中に見落とす危険性が減る。

手術適応

- 脾摘は、ITP、温式 AIHA、HS、TTP の難治例に対するセカンドライン治療である。冷式 AIHA（寒冷凝集素症）に対する脾摘の効果は乏しく、推奨されない。
- ITP では、血小板数が 5 万 /μL 以上になるよう免疫グロブリン療法かトロンボポエチン受容体作動薬で術前に準備する。
- AIHA と HS は血小板数が正常であり、術前の輸血は不要である。
- 血漿交換が無効または依存性の TTP に対して、欧州の一部で脾摘が行われているが、難治例では血小板数が少なく、術中・術後の出血・血栓リスクも高いことから、国内の実施経験は限られている。

予防接種

- 脾摘前に**肺炎球菌ワクチン**（保険適応）、**インフルエンザ菌 b 型（HIB）ワクチン**（保険適応外）を接種する。脾摘後は莢膜保有菌の感染症が劇症化することもあり、ワクチンを 5 年ごとに追加接種する。

専門医に紹介するタイミング

- 脾摘の有効率が 100%でなく、全身麻酔下の侵襲的手術であること、他のセカンドライン治療との比較も必要であることから、脾摘の適応については血液専門医を紹介する。

脾臓摘出をしてはいけない血液疾患

◉脾臓は最大のリンパ組織であり、サルコイドーシスや慢性白血病で腫大する。
◉MYH9 異常症は巨大血小板の出現が特徴的。

- 脾臓が腫大する疾患として、慢性骨髄性白血病（CML)、慢性リンパ性白血病（CLL)、肝硬変、サルコイドーシスなどがある。
- 先天性の血小板減少症である **MYH9 異常症**を免疫性血小板減少症（ITP）と誤診して、脾臓摘出をしてはいけない。

脾摘をしてはいけない疾患

- **MYH9 異常症**（別名**メイ・ヘグリン異常症**）は、赤血球と同じ大きさの巨大血小板の出現を伴う先天性疾患である。常染色体優性遺伝形式で、血小板が減少する。顆粒球細胞質の封入体（**デーレ様小体**）が特徴的な所見である。ITP と誤診されて脾摘されるケースがあり、脾摘前に血液塗抹標本を確認すべきである（巨大血小板の存在から本疾患に気付く)。
- **サルコイドーシス**では脾臓が腫大するが、両側肺門部の腫大、血清 ACE 高値、リンパ節生検などで診断をつける。診断のために脾摘を行うことは稀である。
- **慢性骨髄性白血病**（CML)、**慢性リンパ性白血病**（CLL）は全身性疾患であり、脾摘による根治と生存期間の改善効果を期待できない。CML と CLL は脾摘ではなく骨髄検査により診断をつける。
- **特発性寒冷凝集素症**はステロイドの有効性が乏しく、セカンドライン治療として脾摘が行われた時代があるが有効性は 2 割と低い。このため、現在ではプレドニゾロンと脾摘は推奨されていない。

専門医に紹介するタイミング

- 脾摘は侵襲的な手術であり、その適応については血液専門医、患者とよく相談して決定する。

バーベキュー後の血便、血小板減少と急性腎不全

◉病原性大腸菌の感染により溶血性尿毒症症候群をきたす。
◉支持療法が基本で、抗菌薬投与は不要。

- **溶血性尿毒症症候群**（hemolytic uremic syndrome：**HUS**）は、**志賀毒素産生大腸菌**による感染症である。病原性大腸菌による下痢症の約１割が重症化して発症する。主な症状は血便、急性腎不全（浮腫、無尿）、貧血と出血症状である。９割は補液など支持療法で軽快するが、１割が重症化して死亡することがある。
- 感染経路は、病原性大腸菌で汚染された井戸水、ポテトサラダ、生野菜、ファーストフード店のハンバーガー、ユッケ、バーベキューなど多様である。生焼けの肉（もしくは禁止されている生肉）を食べたか、一緒に食事をした人に血便がないか、問診する。
- 保健所に届け出て、地域で集団発生がないか相談すると良い。

診察のポイント

- 繰り返す血便で、患者はぐったりしている。
- 溶血性貧血による貧血症状（動悸、めまい、疲れやすい）と黄疸、血小板減少による紫斑を認める。意識障害があれば重症と判断する。

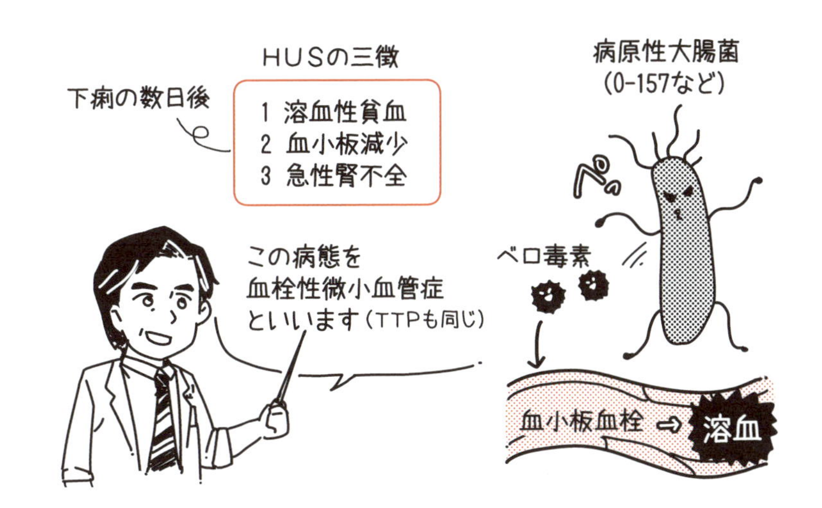

検査

- 直接クームス試験陰性の**溶血性貧血**があり、Hb 低値、間接ビリルビン高値、LDH 高値、血清ハプトグロビンは低値となる。**血小板減少**を伴う。
- 志賀毒素産生大腸菌（STEC）感染を証明するには、便中の志賀毒素を迅速キットで調べるか、時間はかかるが便培養で STEC を証明する。血液中の **O157** 抗原に対する IgM 抗体検査があるが、O157 以外の菌株では感染を証明できないので便検査が必要となる。
- 腹部造影 CT、下部内視鏡検査では、上行結腸を中心とする大腸の浮腫、消化管出血を認める。肛門から連続する粘膜異常は、潰瘍性大腸炎を疑う。

鑑別診断

- 血便をきたす疾患として、細菌性腸炎、痔核、大腸がん、潰瘍性大腸炎、虚血性大腸炎などがある。
- STEC による溶血性尿毒症症候群は血便に加えて、溶血性貧血、血小板減少と急性腎障害を合併する全身性疾患であることから、診断は比較的容易であり STEC 感染を便検査で証明すればよい。

治療

- 脱水に対する点滴補液を行う。重症例では血栓性血小板減少性紫斑病（TTP）と同様、血漿交換療法で救命されることがあるが、難治例の治療法は確立していない。原則として抗菌薬は不要であるが、静菌作用のあるホスホマイシンを投与することもある。

専門医に紹介するタイミング

- 支持療法をしても血便が治まらない、血液検査データの急激な悪化（溶血性貧血、血小板減少）、意識障害、多発する血栓症（静脈血栓塞栓症、門脈内血栓症、上腸間膜静脈血栓症）は重症化のサインであり、高次医療機関に転院搬送する。

原因不明の過多月経

◉原因不明の過多月経は、フォンビルブランド病と血友病保因者を疑う。
◉いずれも血小板数は正常であり、思いつかないと診断できない。
◉フォンビルブランド病の発症に性差はない。

- **フォンビルブランド病**は、体内のフォンビルブランド因子（**VWF**）減少により、血小板が血管内皮に粘着できず、鼻血、抜歯後の止血困難、過多月経など粘膜出血を起こす。**常染色体優性遺伝**のため、発症に性差はない。国内の患者数は約1,000名とされる。
- 血友病の保因者数は不明であるが、約1万〜3万名と推測される。**伴性劣性遺伝**のため男性のみに発症するが、女性の保因者の一部は凝固因子活性が40%以下と低く、月経過多、分娩時の大量出血を経験することがある。血友病の保因者に関する認識は医療者、患者双方とも低く、今後の啓蒙活動が必要である。

診察のポイント

- 問診が大切である。フォンビルブランド病は両親のいずれかが有病者のはずであり、出血性疾患の家族歴を聴取する。ただし、同一家系内でも凝固因子活性と出血症状には個人差があり、家族歴が不明な場合もある。症状は粘膜出血が特徴であり、鼻血、口腔内出血（抜歯後の止血困難）、月経過多、初潮が止まらない、術後の止血困難などを確認する。
- 血友病保因者の症状は、男性の血友病と比べて軽症でわかりにくいが、月経過多、抜歯と分娩時の止血困難が多い。

検査

- フォンビルブランド病はAPTT延長、VWF活性低下を示す。VWFは凝固第Ⅷ因子のキャリア蛋白のため、VWFが欠損すると第Ⅷ因子活性も低下する。血小板数は正常であるが、出血が続くと鉄欠乏性貧血を合併する。
- 第Ⅷ因子活性低下は**血友病A**、第Ⅸ因子活性低下は**血友病B**を疑い、家族歴をもとに診断する。**クロスミキシング試験**（p.165参照）は、凝固因子欠損症の補助診断として有効である。

鑑別診断

- 20代女性が1時間に1回ナプキンを変えるほどの過多月経で、婦人科を受診した。子宮がん、子宮筋腫、子宮内膜症のいずれもなく、総合内科に紹介受診となったが、血小板数は正常であり、免疫性血小板減少症（ITP）は除外された。女性患者であり血友病の可能性はなく、診断に苦慮することが想定される。このような場合、フォンビルブランド病と血友病保因者について、精査を進める必要がある。
- APTTの延長、VWF抗原量または活性の低下があれば、フォンビルブランド病と診断がつく。血友病の家族歴があり、血液凝固因子活性が基準値より低ければ血友病保因者を疑う。凝固因子活性は生理周期、運動、炎症で変動するため、それだけで確定診断するのは困難であり、必要に応じて専門施設を紹介して遺伝子検査（保険適応外）を検討する。
- なお、**血小板無力症**、**ベルナール・スーリエ症候群**も鑑別疾患の対象になるが、出血症状が強いため幼少期に小児科で診断がつくことが多い。

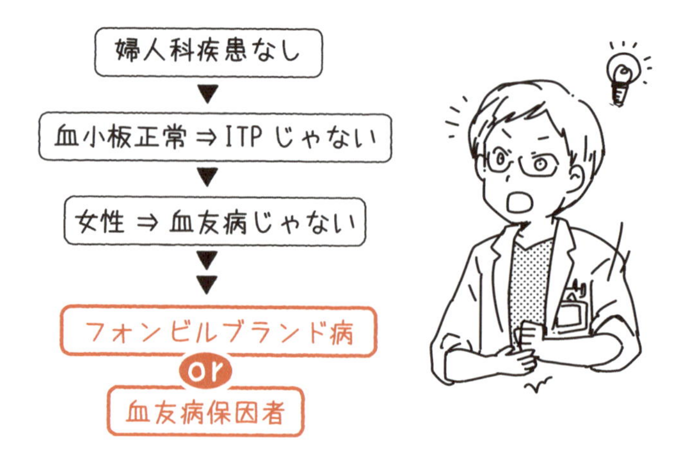

治療

- フォンビルブランド病の軽症例は経過を見てもよい。抜歯後、小手術時に**デスモプレッシン**製剤を静脈注射すると、血管内皮からフォンビルブランド因子が放出されて止血効果が高まる。ただし、治療効果は短時間であり、最近は治療効果を確実に期待できるフォンビルブランド因子を含む第Ⅷ因子製剤（コンファクト®Fなど）を補充することが多い。

- 血友病保因者は原則として経過観察が可能である。ただし、凝固因子活性が40%以下の症例は、軽症血友病患者と診断して凝固因子製剤の補充療法を検討しても良い。月経過多に対して、産婦人科医とピル処方について相談しても良い。

専門医に紹介するタイミング

- フォンビルブランド病、血友病ともに希少疾病であり、診断がついたら血液専門医を紹介して良い。特に血友病の保因者診断は難しく、遺伝子検査と遺伝カウンセリングの対応ができる専門施設への紹介が望ましい。

二次性フォンビルブランド病

◉血小板が著しく増えた本態性血小板血症において、VWFが消費されて二次性フォンビルブランド病を発症する。
◉鼻血、紫斑に加えて、重症例では筋肉内出血を合併する。
◉APTT延長とVWF活性低下があれば、抗血小板薬と抗凝固薬を中止する。

- **二次性フォンビルブランド病**は、後天性の出血性疾患である。血小板が約150万/μL以上に増えると、血液中のフォンビルブランド因子（**VWF**）が消費されて減少し、鼻血、紫斑、過多月経、筋肉内出血を示す。
- VWFは血液凝固**第Ⅷ因子**のキャリア蛋白である。VWFが減少すると第Ⅷ因子も減少して、APTTが延長する。

診察のポイント

- 鼻血、紫斑、口腔内出血、過多月経などを確認する。筋肉痛、歩行障害を訴える患者については、筋肉内出血を疑い、当該部位の腫脹、圧痛、関節の可動制限などを確認する。
- 血友病と同様、出血しやすい病気ではなく、止血に時間がかかる疾患である。典型例では鼻血が2時間止まらないこともある。

検査

- 血算で血小板数の増加、APTT延長、VWF活性の低下があれば、二次性フォンビルブランド病と診断できる。VWF減少により、第Ⅷ因子活性も低下する。
- 治療により血小板数が正常化すると、APTT、VWF活性、第Ⅷ因子活性は基準値に戻る。

鑑別診断

- **本態性血小板血症**に伴う二次性フォンビルブランド病の診断は、血小板の著しい増加、VWF活性低下とAPTT延長があり診断は容易である。血小板増多がないWWF活性の低下は、先天性フォンビルブランド病である。

治療

- 二次性フォンビルブランド病の治療は、本態性血小板血症に対する細胞減少薬（ヒドロキシカルバミド、アナグレリド）による血小板数の正常化である。
- 海外の教科書に血小板をアフェレーシスで体外に取り除く治療が紹介されているが、国内では対応できる医療機関は少なく、有効性も一過性であることからあまり行われていない。

専門医に紹介するタイミング

- 本態性血小板血症は血液がんであり、それに伴う二次性フォンビルブランド病を診断したら血液専門医を紹介してよい。抗がん剤などの細胞減少薬で血小板数と凝固能が正常化すれば、維持療法はジェネラリストが引き受けてもよい。

X
Xa
わーい！
血小板が
来たぞ〜！
血小板
VWF
結果、凝固時間
が延長するわけ
です
VWFそのものは
正常！
第Ⅷ因子
VWFは第Ⅷ因子の
キャリアでもある
血小板が増えすぎると
VWFがどんどん吸着され
第Ⅷ因子が消費される

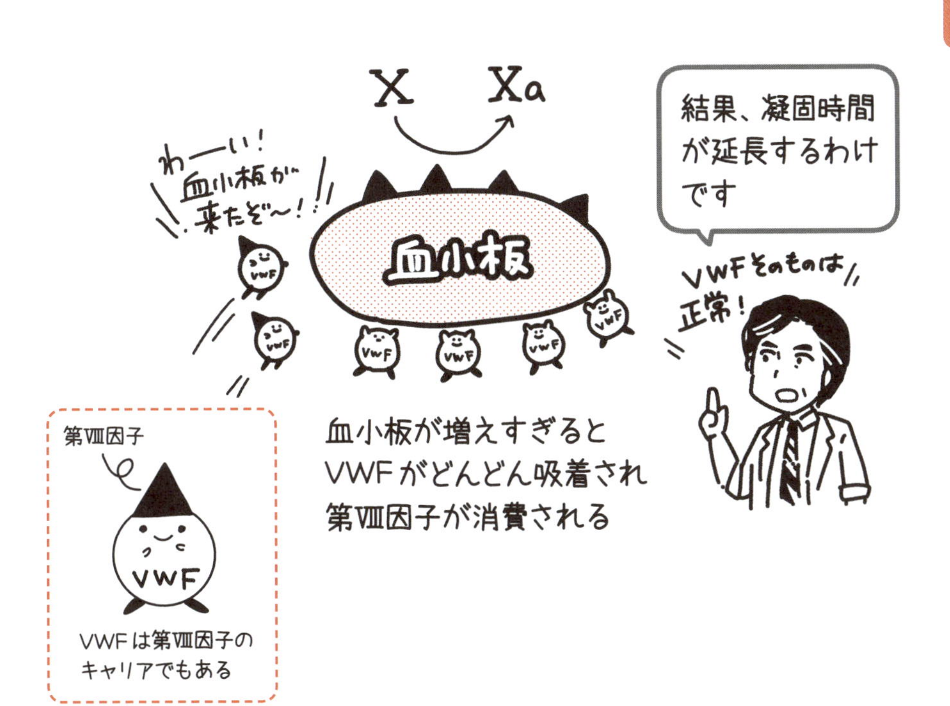

親知らず抜歯後、血が止まらない男性

◉軽症〜中等症の血友病 A は、成人してから見つかることがある。
◉乳歯の生え変わりには異常がなく、親知らず抜歯後に血が止まらないことがある。
◉第Ⅷ因子製剤の投与により止血する。

- 国内患者数は**先天性血友病 A** が約 5,000 名、**先天性血友病 B** が約 1,000 名である。凝固因子活性により軽症（＞5%）、中等症（1〜5%）、重症（＜1%）に分類される。
- 重症例は、乳児期に関節内出血で診断される。軽症〜中等症例は、大人になってから抜歯後の止血困難、または術前検査で APTT が延長していることから診断に至ることがある。
- 遺伝形式は**伴性劣性遺伝**であり、男性に発症する。約 3 割は家族歴が不明な孤発例とされる。

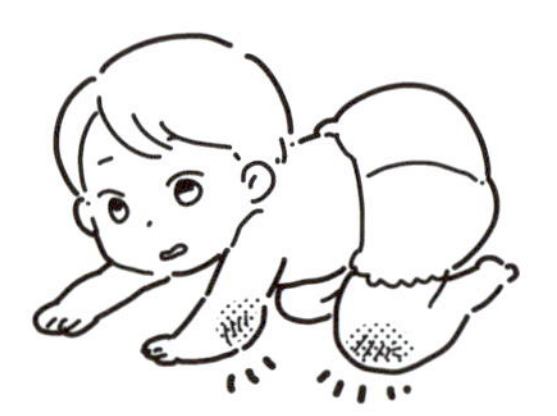

関節内出血

診察のポイント

- 凝固因子活性と抜歯時の侵襲度により出血の程度は異なる。血友病と知らずに親知らずを抜歯し、一晩血が止まらずに、救急外来を受診することもある。
- 問診で兄弟、祖父、叔父に血友病患者がいることがわかれば診断をつけやすいが、家族歴がない場合も意外と多い。そのような男性患者の多くは、母親自身が血友病の**保因者**であることを知らず、親戚に血友病患者がいたことを知らない。背景として、子供の就職と結婚への影響を心配して遺伝性疾患を隠す傾向が強いこと、父親または叔父が血友病でも自分は女性なので大丈夫と思い込んでいる場合も多い。

検査

- APTT 延長、PT-INR 正常。血友病 A では**第Ⅷ因子活性** 40% 以下、血友病 B では**第Ⅸ因子活性** 40%以下となる。
- **フォンビルブランド因子活性**も測定する。

鑑別診断

- 抜歯後の止血困難例を診たら、抗血小板薬、抗凝固薬を内服していないか確認する。服薬歴がなければ、血友病かフォンビルブランド病を疑う。APTT（内因系）延長、PT-INR（外因系）正常であることを確認し、第Ⅷ因子活性低下があれば血友病 A、第Ⅸ因子活性低下があれば血友病 B と診断する。
- 落とし穴として、フォンビルブランド病でも第Ⅷ因子活性が低下するので、誤診しないようにする。VWF 活性が低下していればフォンビルブランド病であり、VWF 活性が低下せず第Ⅷ因子活性のみ低下していれば血友病 A となる。なお、フォンビルブランド病は常染色体優性遺伝形式をとるため、男女ともに発症する。

治療

- 血友病 A は第Ⅷ因子製剤、血友病 B は第Ⅸ因子製剤、フォンビルブランド病は VWF を含む血漿分画製剤（コンファクト® F など）を静脈内注射する。抜歯後の出血であれば、ガイドラインを参考に 1 回投与すれば、多くの場合止血に成功する。
- 抗プラスミン製剤の**トラネキサム酸**（内服または注射）と局所の圧迫止血（歯科に依頼）を併用すると、より効果的である。

専門医に紹介するタイミング

- 血友病、フォンビルブランド病と診断されたら、血液専門医を紹介する。
- 血液専門医の多くは腫瘍医であり、必ずしも血友病の診療に明るくない。重症例については、血友病の専門家に相談することが望ましい。

親知らず
抜いたら
血が止まらない…
ひー!?

軽症例は、成人後に見つかることがあります

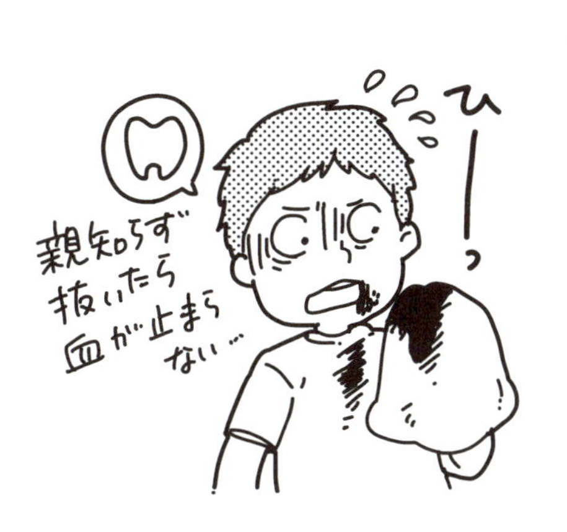

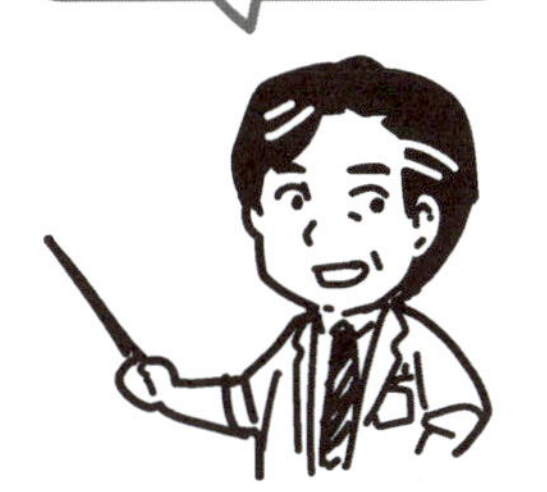

原因不明の筋肉内出血

◉ 高齢者の筋肉内出血は、後天性血友病 A を疑う。
◉ 後天性血友病 A は、第Ⅷ因子に対する自己抗体が原因で発症する自己免疫疾患である。
◉ 約半数にがん、膠原病、感染症を合併する。

- **後天性血友病 A** は、血液凝固**第Ⅷ因子**に対する自己抗体（インヒビター）により発症する第Ⅷ因子欠乏症である。発症は高齢者が中心であり、国内患者数は年間数百名と推定されるが、難病に指定されたばかりで疾病統計は明らかではない。後天性血友病 B はきわめて稀である。
- 免疫性血小板減少症（ITP）、骨髄異形成症候群（MDS）と比べて、出血症状は広範で重症となる。重症例は致死的になることもある。他の自己免疫疾患と比べて、ステロイドに抵抗性であることが多く、非常に高額な**バイパス止血療法**が必要なため、治療に慣れている専門医への紹介が望ましい。
- 約半数に、固形がん、悪性リンパ腫、膠原病、感染症を合併するため、がんを見落とさないようにする。

診察のポイント

- 負荷のかかる下肢の筋肉、腸腰筋に大きな血腫を作る。上肢、体幹部に巨大な血腫を伴うこともある。
- 先天性血友病と異なり関節内出血が少ないが、理由は不明である。血管内留置カテーテルの挿入部位から血が止まらないこともある。

検査

- APTT 延長、PT-INR 正常、**第Ⅷ因子活性**低値、**第Ⅷ因子インヒビター**陽性より診断が確定する。抗核抗体が陽性となることが多い。
- **クロスミキシング試験**でインヒビターパターンを示す（p.165 参照）。

鑑別診断

- 筋肉内出血の患者を診察したら、転落や交通事故の有無を確認し、外傷機転がなければ血液疾患を考える。ITP、MDS、急性白血病など血小板が減る病気では皮下出血斑が中心であり、筋肉内出血は血液凝固異常である。DIC がなければ、血友病を疑う。女性であれば先天性血友病は除外される。先天性血友病の男性であれば若い頃に診断されていることが多く、出血部位も関節内出血が多い。

- 後天性血友病 A を疑ったら、APTT 延長、PT-INR 正常を確認し、あたりをつける。第Ⅷ因子活性は外注検査であることが多く、クロスミキシング試験でインヒビターの存在を確認して診断に至る。

治療

- 軽症例では第Ⅷ因子製剤の投与が可能とされるが、実際に遭遇するのは重症例が多い。重症例に第Ⅷ因子製剤を投与しても体内のインヒビターで中和されて、第Ⅷ因子活性は上昇せず無駄に終わる。凝固の内因系が壊れており、外因系第Ⅶ因子を補充して止血する。
- ガイドラインでは、バイパス止血療法として**遺伝子組換え活性型第Ⅶ因子製剤**（ノボセブン®）、血漿分画製剤である**プロトロンビン複合体製剤**（ファイバ®）、**第Ⅹ因子加活性化第Ⅶ因子**（バイクロット®）が推奨されている。免疫抑制療法として、副腎皮質ステロイドが無効な場合、シクロホスファミド（保険適応外）とリツキシマブ（保険適応外）が推奨されている。

専門医に紹介するタイミング

- 臨床経過が早く、重症化するリスクがある。重症例では薬剤費が数千万円になることも珍しくなく、血友病診療の経験がある医師への相談が望ましい。

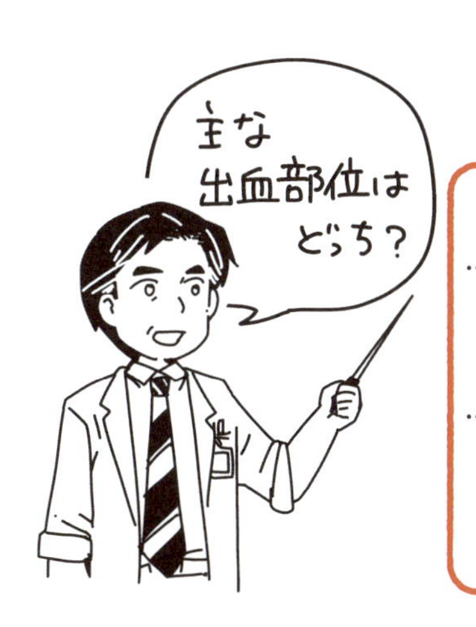

皮下出血	関節・筋肉内出血
血管の異常 血小板の異常	凝固系の異常
ITP、MDS 急性白血病など	血友病 ビタミンK欠乏 薬剤など

ビタミンK欠乏による筋肉内出血

◉ワルファリンの過剰投与により、筋肉内出血と深部出血が起きる。
◉ワルファリンによりビタミンK依存性の複数の凝固因子が減少する。
◉ワルファリンによる重度の出血に対する緊急治療を学ぶ。

- 高齢化社会を迎え、心房細動患者が増えている。心房細動による血栓性脳梗塞の発症を予防するため、プライマリケアを含む一般内科で広く**ワルファリン**が処方されている。
- しかし、定期的に血液凝固検査（**プロトロンビン時間；PT**）を測定している施設は少なく、適切な治療目標（PT-INR 1.5～2.5）を維持している症例は半数以下とみられる。認知症のために薬を多く飲み続けたり、医師の過剰投与、もしくは薬物相互作用によりPT-INRが延長し、皮下出血や筋肉内出血を起こして、驚いた家族が救急外来に連れてくることがある。

診察のポイント

- 皮下と筋肉内の出血を確認する。皮下出血斑は点状出血、斑状出血のいずれもありえる。筋肉内出血の部位は、負荷がかかる**下肢**と**腸腰筋**が多い。
- 全身の出血症状が強い場合、可能性は低くても深部出血（脳出血、消化管出血）による死亡リスクを本人と家族に説明する。口腔内の粘膜下出血、歯槽膿漏があれば**歯肉出血**を認める。

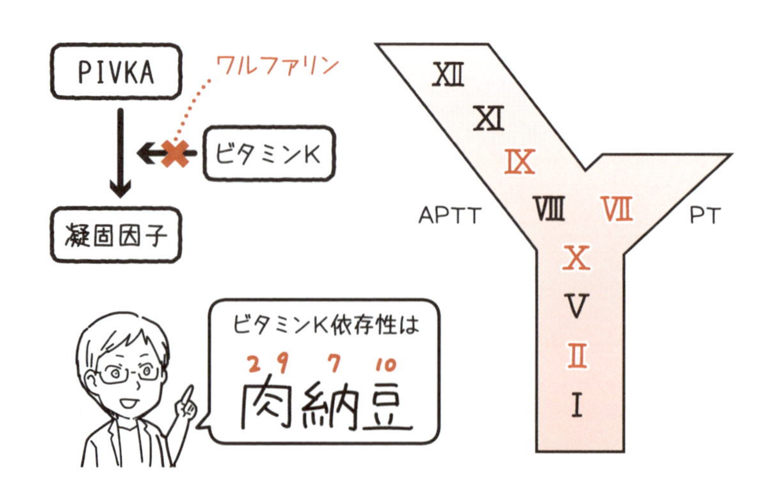

検査

- ビタミンK依存性の血液凝固因子である第Ⅱ・Ⅸ・Ⅶ・Ⅹ因子（肉納豆（にくなっとう）と覚える）が減るため、APTT（内因系）とPT（外因系）の両者が延長する。
- 実地診療では各凝固因子の活性を測定する必要はなく、APTTとPT-INRの延長に加え、**PIVKA-Ⅱ**高値があれば、**ビタミンK欠乏**による凝固異常症と確定診断する。

鑑別診断

- 筋肉内出血をきたす疾患は凝固系異常である。血友病に加えて、薬剤性（ワルファリン）が原因になりえる。
- **先天性血友病**の主な出血部位は関節内（膝、肘など）である。筋肉が主な出血部位であれば**後天性血友病**と**薬剤性**を疑う。後天性血友病では自己抗体により第Ⅷ因子が減少するため、APTTが延長するがPTは延長しない。
- 実地診療ではワルファリン内服を「お薬手帳」で確認するか、家族やかかりつけ医に電話で問い合わせるのが良い。PIVKA-Ⅱは外注検査であることが多く、検査結果を待つ必要はない。

治療

- ビタミンK欠乏の治療として、成人では1日1回**ビタミンK_2製剤**メナテトレノン（ケイツー®N）10～20mgを静脈内注射する。1回投与で翌日にAPTTが正常化することが多いが、必要に応じて追加投与する。
- ワルファリンの過剰投与により脳出血、消化管出血を起こして緊急手術が必要な場合、**ヒトプロトロンビン複合体製剤**（ケイセントラ®）を静脈内注射する（ワンショット13万円！）。

専門医に紹介するタイミング

- 死亡リスクが高い脳出血、消化管出血を合併していれば、専門医に相談する時間はない。迷わずヒトプロトロンビン複合体製剤を投与して、救命のための緊急手術または内視鏡下手術を行う。
- 筋肉内出血であれば、一般内科医がビタミンK_2投与で対応して良い。

尿路感染症で全身血だらけ

- 寝たきりでおむつ使用の患者は尿路感染症を起こしやすい。
- 尿路感染症が進むと DIC を合併することがある。
- DIC に対しては、基礎疾患の治療と輸血療法を行う。

- **播種性血管内凝固症候群**（disseminated intravascular coagulation：**DIC**）は、感染症、がんなどにより全身の血管内で血液凝固が異常に進み、血栓による臓器虚血を来し、重症例では多臓器不全となり死につながる病態である。DIC が進行すると、血小板と凝固因子の不足により**深部出血**（脳、肺、消化管）を合併する。
- 介護老人保健施設から発熱患者が搬送されてきた場合、寝たきりのおむつ使用者であれば誤嚥性肺炎と尿路感染症を鑑別診断する必要がある。尿路感染症の起因菌は**グラム陰性桿菌**が多く、敗血症による DIC を合併しやすい。
- 病態の評価（血算、生化学、尿検査、培養〔血液、尿〕）を行い、抗菌薬を開始する。血小板と凝固因子の不足があれば、血小板製剤と新鮮凍結血漿の輸血を行う。

診察のポイント

- DIC では血栓と出血の両者が混在しうる。初期に脳梗塞を起こした場合、血小板数とフィブリノーゲンが低値であれば脳梗塞後の出血を合併する危険性が高い。
- まずは致命的となりえる中枢神経系（意識レベル、麻痺、感覚障害の有無）と心臓（胸痛）の臓器虚血の有無を確認する。さらに、静脈血栓塞栓症による胸痛（**肺血栓塞栓症**）と下肢のむくみ（**深部静脈血栓症**）の有無を確認する。
- 血小板数は低下しており、**皮下出血斑**（点状・斑状出血）を認める。血小板数 1 万 /μL 以下になると鼻血、口腔粘膜出血、不正性器出血、下血を合併することがある。
- さらにフィブリノーゲン低値（100 mg/dL 以下）が加わると、静脈採血後に 1 時間以上も**止血困難**で大きな紫斑を作ることがある。

検査

- 血小板数低下、APTT 延長、PT-INR 延長、**フィブリノーゲン（FNG）**低値、

D-dimer 上昇、アンチトロンビン（AT）減少を示す。D-dimer は FDP と比べて特異性が高い。

- TAT（トロンビン-AT 複合体）、PIC（プラスミン-α_2PI 複合体）は補助診断項目であり、診療方針を決定する上で必須ではない。

鑑別診断

- 身体所見と検査結果より DIC を疑うのは簡単である。まず基礎疾患があること。次に血小板減少、凝固異常（APTT 延長、PT 延長、FNG 低値、D-dimer 高値）があれば、DIC と診断する。
- DIC 初期には血小板減少、APTT 軽度延長、D-dimer 上昇を認めるが、PT-INR と FNG 正常となることもあり、総合的に診断すれば良い。DIC スコアリングは診断の補助になるが、絶対的なものではない。
- 高齢者の DIC は、感染症（誤嚥性肺炎、尿路感染症、胆道系感染症）とがんが多い。妊婦であれば早期胎盤剥離、子宮内胎児死亡に合併することもある。また、劇症型抗リン脂質抗体症候群は DIC に似た病態となり、全身臓器の虚血により死亡に至る恐ろしい疾患である。

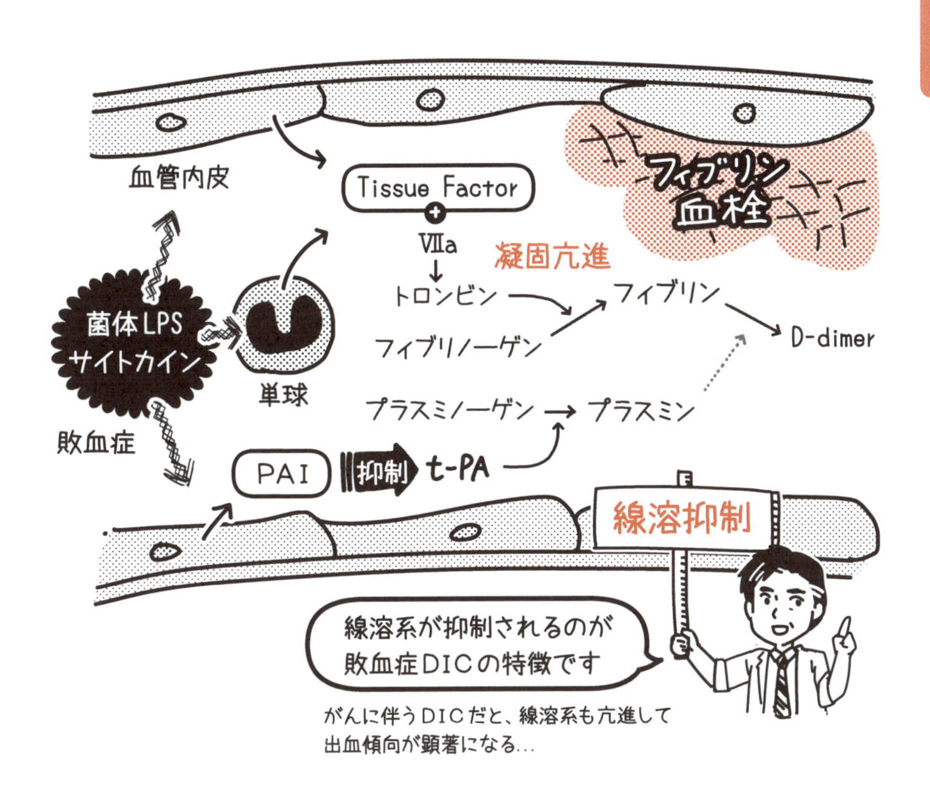

治療

- DIC の治療は基礎疾患（感染症、がん）の治療が基本である。
- 血小板減少と FNG 低値に対して、血小板 5 万 /μL と FNG 100 mg/dL を目標に輸血療法を行う。この目標値は臨床医の経験に基づくものであり、患者の病態に応じて調整してよい。
- AT 低値の症例には、AT 製剤を投与することで DIC の悪化を防ぐことを期待できる。**低分子ヘパリン**は未分画ヘパリンと比べて出血疾患の合併リスクが少ない。ただし、**ヘパリン**製剤と遺伝子組み換え**トロンボモジュリン**製剤（リコモジュリン®）は凝固検査値を改善するものの、生存率を改善する確固たるデータを示した臨床試験はない。

専門医に紹介するタイミング

- 感染症による DIC の治療は、ジェネラリストが得意とするところである。
- 急性前骨髄球性白血病（APL）、妊婦、抗リン脂質抗体症候群など特殊な基礎疾患がある場合、各領域の専門医に紹介する。

ヘパリンと仲間たち

- ◉未分画ヘパリンと低分子ヘパリンがある。
- ◉海外では出血リスクが少なく、APTT による用量調整が不要な低分子ヘパリンが主流であるが、国内では開発が進んでいない。
- ◉アンチトロンビン、遺伝子組み換えトロンボモジュリンは、敗血症性 DIC の検査値を改善するが、生存率の改善効果はない。

- DIC 治療の基本は基礎疾患の治療であり、ヘパリンを必要とする症例は稀である。ヘパリンは、大きく**未分画ヘパリン**と、副作用の少ない**低分子ヘパリン**に分けられる。

未分画ヘパリン・低分子ヘパリン

- **未分画ヘパリン**は虚血性心疾患の急性期に使われる。**APTT** を投与開始前の 1.5 ～ 2.5 倍に延長するよう用量を調整する。安くて即効性もあり、有効性が高いが、重大な出血を合併するリスクが数%ある。
- **低分子ヘパリン**は海外では主流であるが、国内では DIC に使用が限定される**ダルテパリン**（フラグミン®）と**ダナパロイド**（オルガラン®）、静脈血栓塞栓症（VTE）の予防に用いられる**エノキサパリン**（クレキサン®）しかない。
- 低分子ヘパリンの長所は、APTT モニタリングが不要であること（投与しても APTT が延長しない）、出血のリスクが少ないことである。ダルテパリンは 24 時間の静脈内注射、半減期が長いダナパロイドは 1 日 2 回の静脈内注射である。エノキサパリンは 1 日 2 回の皮下注射である。
- 手術を控えた患者の場合、半減期が短い未分画ヘパリンの方が有利である。手術の約 6 時間前に未分画ヘパリンを中止すれば、中和薬を使わずに APTT は正常化する。
- 未分画ヘパリンの過剰投与には、**プロタミン**を点滴する。多くの場合、プロタミン 50mg を 1 回点滴投与すれば、速やかに APTT を正常化できる。

フォンダパリヌクス（アリクストラ®）

- ヘパリンの最小有効単位ペンタサッカライドの合成化合物である。アンチトロンビン依存性に、抗Xa 活性を発揮する。低分子ヘパリン同様、APTT を延長しないので、未分画ヘパリンのような出血リスクが少ない。

- 整形外科の手術（股関節、膝）、腹部手術後の静脈血栓塞栓症（VTE）予防に対する適応がある。VTE 治療と DIC 治療にも有効性を期待できるが、国内では適応外である。

アルガトロバン（スロンノン®）

- **抗トロンビン薬**であり、ヘパリン誘発性血小板減少症（HIT）、脳血栓症急性期、慢性動脈閉塞症、血液体外循環に保険適応がある。アンチトロンビン（AT）非依存性であるので、AT 製剤を補充する必要はない。

アンチトロンビン製剤

- 敗血症による DIC に対して、AT 製剤の投与がガイドラインで推奨されている。ただ、AT 製剤の投与により検査値は改善するが、死亡率の低下効果は検証されていない。AT 活性を 70%以上に正常化することを目標に投与する。
- これまで広く使われてきた血漿分画製剤（ノイアート®）は、1 回 1,500 単位を 1 日 1 回、3 日投与が標準的な用法で、1 日あたり約 6 万円となる。遺伝子組み換え製剤（アコアラン®）も、1 日あたり約 8 万円と高額である。

トロンボモジュリン製剤（リコモジュリン®）

- 主に敗血症性 DIC に処方される。**トロンボモジュリン**は、体内でトロンビンと結合し、プロテイン C を活性化して、第Ⅴ因子と第Ⅷ因子を抑えることにより DIC を改善させる。救命救急医、集中治療医が好んで処方する。
- 敗血症性 DIC の検査値を改善するが、死亡率を改善するデータはない。また、投与日数は最大 6 日間という制限があり、がん患者の治療には向かない。薬剤費は 1 日約 8 万円と高額である。AT 非依存性であり、AT の併用は不要である。

陸地なのに壊血病

◉ヒトは体内でビタミンCを合成できない。
◉全身に出血症状を認める生活困窮者は壊血病を疑う。
◉約3ヵ月間、生野菜と果物を食べないとビタミンC欠乏症になる。

- **ビタミンC**は、血管壁を支えるコラーゲンの産生に必要な水溶性ビタミンである。ヒトは体内でビタミンCを合成できないため、野菜などを食べる必要がある。
- 17世紀の大航海時代、長期航海では多くの乗組員が**壊血病**で倒れた。主な症状は歯茎と皮膚からの出血による貧血だったという。18世紀になってスコットランドの医師リンドが、新鮮な柑橘類が壊血病の回復に有効であることを発見した。その後、英国海軍がライムジュースを乗組員に飲ませて、壊血病を予防した話は有名である。

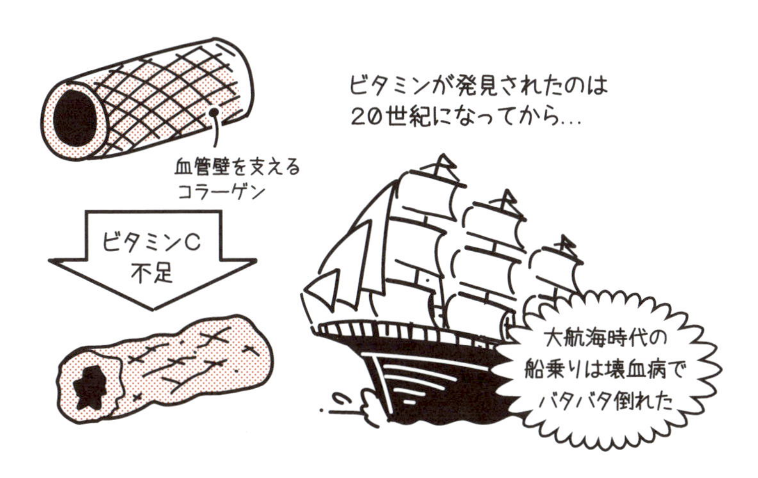

- 筆者は数年前、壊血病の症例を初めて陸地で経験して驚いた。ひとり暮らしのアパートで野菜を食べず、インスタント食品（主にラーメン）で生活をしていた高齢の生活困窮者であった。優秀な総合診療医が問診から壊血病を疑い、見事に診断した。患者はサラダとフルーツ付きのおいしい病院食を食べ、貧血と皮下出血斑はきれいに治り退院した。

診察のポイント

- 全身の紫斑を認める。重症例では口腔内出血（歯肉出血）、貧血による倦怠感、抑うつ症状を伴うことがある。皮膚の乾燥感も見られる。
- 問診で野菜、果物を3ヵ月以上食べていないことを確認する。加熱料理ではビタミンCの活性が低下することも問診のポイントである。

検査

- 血清ビタミンCが低値となる。血小板数、血液凝固検査は正常。出血傾向が強い症例は鉄欠乏性貧血となる。骨髄検査は不要である。

鑑別診断

- **皮下出血斑**の鑑別診断として、血小板減少症、血液凝固異常症、血管炎などが挙げられる。壊血病は血小板数が正常であり、免疫性血小板減少症（ITP）、再生不良性貧血、薬剤性血小板減少症を簡単に除外診断できる。また、DICと異なり、血液凝固検査は正常である。

治療

- ビタミンCを含む果物、生野菜を摂る。必要に応じて**アスコルビン酸**（ビタミンC）を内服する。

専門医に紹介するタイミング

- 食事療法で対応できるため、専門医への紹介は不要である。

隆起した点状出血

◉隆起した点状出血は IgA 血管炎を疑う。
◉IgA 血管炎では、血小板数と血液凝固能は正常である。
◉IgA 血管炎の主な症状は、隆起した点状出血、腹痛、関節痛、腎障害である。

- **IgA 血管炎**は主に小児にみられ、成人にも発症する原因不明の紫斑病である。IgA が小血管に沈着し、隆起した点状出血、腹痛、関節痛、腎障害を特徴とする。紫斑はあるが、血小板数と血液凝固検査に異常はない。別名**アレルギー性紫斑病**、**ヘノッホ・シェーンライン紫斑病**とも呼ばれる。
- ほとんどの症例が自然軽快するが、一部の重症例は下血や腸重積を伴い、慢性腎炎に移行することがある。国内の患者数は不明である。

診察のポイント

- 先行感染後に、隆起した点状出血、腹痛、関節痛で来院することが多い。点状出血は下肢が多く、左右対称である。皮膚のかゆみを伴うことが多い。

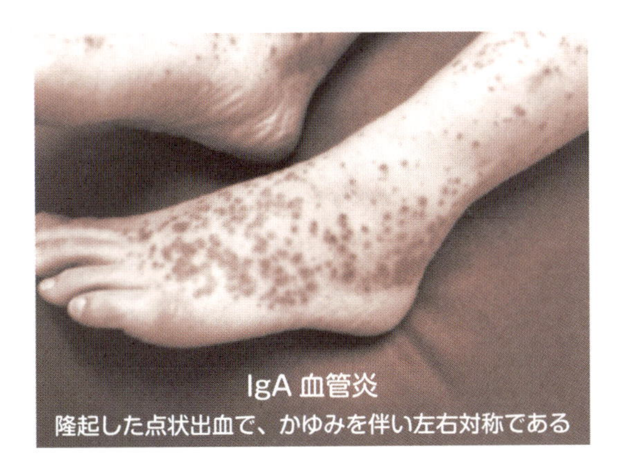
IgA 血管炎
隆起した点状出血で、かゆみを伴い左右対称である

- 腹痛は鋭い痛みであり、重症例では嘔吐、血便をきたすことがある。足首と膝関節が腫れることがあるが、血友病と異なり関節内出血ではない。腎症状は一過性の顕微鏡的血尿と蛋白尿であり、9 割以上が自然軽快する。

検査

- 他の紫斑病と異なり、血小板数、APTT と PT のすべてが正常値である。血清 IgA は高値を示す。
- 皮膚生検で小血管に IgA 沈着を認めるが、病理診断は必須ではない。

鑑別診断

- 紫斑病の鑑別診断として、血小板が減少する薬剤性、急性白血病、免疫性血小板減少性紫斑病（ITP）と、凝固異常を伴う血友病、播種性血管内凝固症候群（DIC）などがある。
- **隆起した点状出血**（大きな紫斑ではない）があり、血小板数と凝固検査が正常であれば、アレルギー性紫斑病を疑う。さらに、**血清 IgA 高値**であれば、診断の確度はあがる。

治療

- ほとんどの症例が数週間以内に自然軽快する。血小板数は正常であり、輸血は不要である。なお、重症例では少量の副腎皮質ステロイドを短期間処方すると反応性は良好である。

専門医に紹介するタイミング

- 基本的に自然軽快するので、ジェネラリストによる対応が可能である。
- 学生時代に男児に多い病気と習うが、若い成人にも発症するので注意する。
- 腎障害が遷延する場合は、腎臓内科医への紹介が望ましい。必要に応じてプレドニゾロンの処方が検討される。

多発血栓症を繰り返す 30 歳

◉若年から血栓症を繰り返し、習慣性流産の原因にもなる。
◉先天性凝固阻止因子欠乏症として、プロテイン S 欠損症、プロテイン C 欠損症、アンチトロンビン欠損症がある。

- 遺伝性素因による特発性血栓症は、凝固阻止因子である**プロテイン S**（PS）、**プロテイン C**（PC）、**アンチトロンビン**（AT）の欠乏により発症する。若年者にも血栓症を発症するのが特徴で、深部静脈血栓症、肺梗塞、腸間膜静脈血栓症、脳静脈洞血栓症が知られている。国内患者数は約 2,000 名と推計されるが詳細は不明である。国の難病に指定されている。
- 遺伝形式は**常染色体優性遺伝**であり、ヘテロ接合体で凝固阻止因子活性が 50%に低下するだけでも血栓症を合併しやすくなる。ホモ接合体と複合ヘテロ接合体は重症であり、小児期に脳梗塞などを発症する。日本人の約 2%は SNP 変異により、PS 活性が軽度低下している。

診察のポイント

- 理学的所見は血栓の発生部位により異なる。**深部静脈血栓症**であれば、閉塞を起こした下肢のむくみを認める。
- **肺梗塞**（**肺血栓塞栓症**）は肺動脈基部の閉塞であれば、約 1 割が突然死する。肺動脈の末梢側の梗塞であれば、胸痛、呼吸困難を自覚し、SpO_2 が低下するが聴診では診断がつかない。
- 腸間膜静脈血栓症は腹痛と発熱、脳静脈洞血栓症は頭痛を伴うことがある。

特発性血栓症
プロテインS欠損
プロテインC欠損
アンチトロンビン欠損
若い患者が血栓を
繰り返すときは
家族歴を調べる
深部静脈血栓症
（エコノミークラス症候群）
肺血栓塞栓症

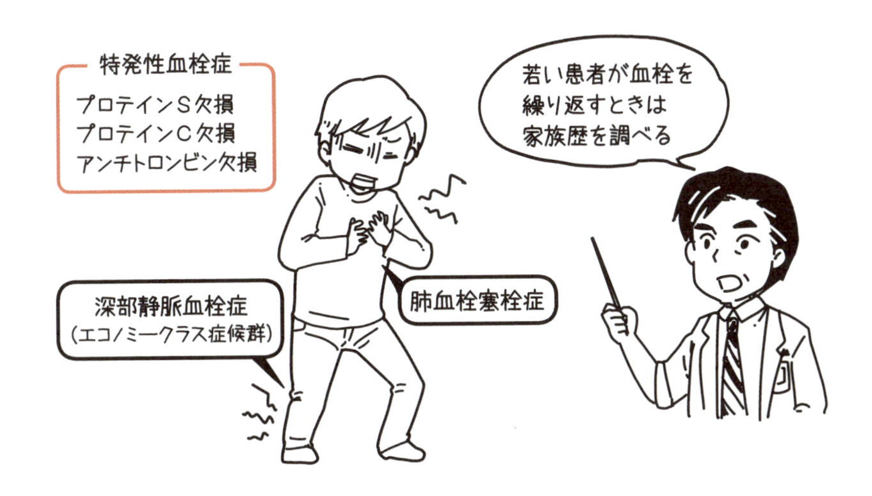

- 問診で家族に若くして血栓症を発症、もしくは死亡した者がいないか確認する。常染色体優性遺伝形式のため、家族歴は見つけやすいはずである。

検査

- ヘテロ複合体であっても、PS、PC、AT 活性が基準値以下となる。APTT、PT、フィブリノゲン値は変化しない。
- PS と PC は**ビタミン K 依存性**の凝固阻止因子であり、ワルファリン開始後は抗原量と活性は低下するので診断をつけられない。慢性期にワルファリンを一時中止して PS と PC を測定するか、遺伝子検査（保険適応外）を検討する。

鑑別診断

- 若年者に多発する血栓症を認めたら、女性患者であれば**抗リン脂質抗体症候群**の除外診断を行う。抗リン脂質抗体症候群がなく、血栓症の家族歴があれば、遺伝性の特発性血栓症を疑い、PS、PC、AT を測定して鑑別診断を進める。

治療

- 静脈血栓症の急性期には、**ヘパリン**による抗凝固療法を行う。APTT が延長したことを確認後、**ワルファリン**を開始する。ヘパリンを用いずに、いきなりワルファリンを開始すると、他の凝固因子より半減期が短い PS と PC が急に減少して、血栓症が悪化することがある。
- 遺伝子変異により凝固阻止因子が少ないことから血栓症を再発しやすく、血栓症の既往があればワルファリンを生涯継続する。妊婦に催奇形性があるワルファリンは禁忌とされており、妊婦は未分画ヘパリン（欧米では低分子ヘパリン）の自己注射を毎日行う。欧米ではワルファリンより出血の副作用が少ない、直接経口抗凝固薬（DOAC）の臨床応用が検討されている。
- なお、AT 欠損症による血栓症再発の予防に**アンチトロンビン製剤**の定期補充、PC 欠損症による血栓症の急性期に乾燥濃縮ヒト**活性化プロテイン C 製剤**（アナクト®C）を投与しても良い。

専門医に紹介するタイミング

- 遺伝性の特発性血栓症を診断したら血液専門医を紹介する。血栓症の再発予防の方針が決まれば、抗凝固療法（ワルファリン）とアンチトロンビン補充療法をジェネラリストが引き継いでも良い。

先生、APTT が延びて大変です！

- APTT が 150 秒以上の場合、採血時のヘパリン混入を疑う。
- 出血症状があれば、ヘパリン、Xa 阻害薬の過剰投与を疑う。
- 出血症状がなく、再検査でも APTT が延長していれば、抗リン脂質抗体症候群を疑う。
- ワルファリンの過剰投与は、PT-INR 延長で見つかることが多い。

- **APTT（活性化部分トロンボプラスチン時間**；基準値 30 ～ 40 秒）が 150 秒に延びることは稀である。
- 原因として最も多いのは、**ヘパリンロック**をしたカテーテルからの採血で、ヘパリンが混入したヒューマンエラーである。
- 稀な病気として、血液凝固第Ⅷ因子に対する自己抗体が原因で発症する後天性血友病 A があるが、国内の患者数は年間約 100 名と少ない。

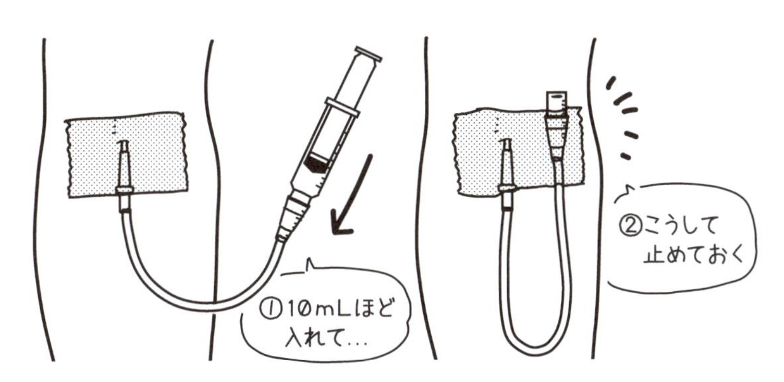

ライン を使わない時（夜間など）に、凝固防止のためカテーテル内にヘパリン加生食を入れておくことを「ヘパリンロック」といいます。

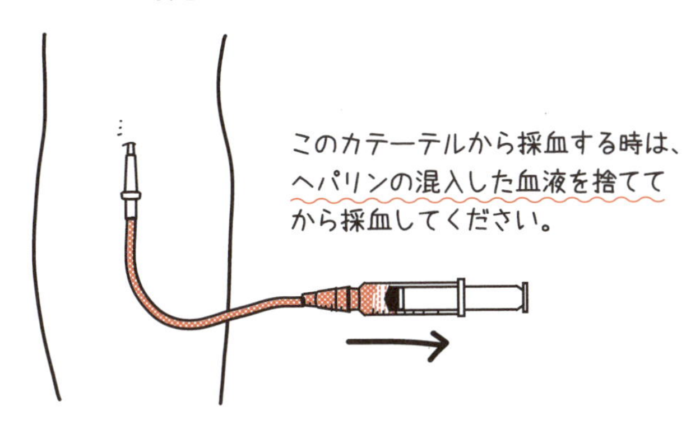

診察のポイント

- まず全身の出血症状の有無を確認する。APTT が異常に延長しているのに、全く出血症状がなければ、ヘパリンロックをしたカテーテルからの採血による**ヘパリン混入**か、**抗リン脂質抗体症候群**を疑う。
- 皮下出血があれば薬剤性を疑い、**ヘパリン**と**直接経口抗凝固薬（DOAC）**の過剰投与がないか確認する。特に虚血性心疾患の患者では、未分画ヘパリンの用法・用量に事故がないか点検する。DOAC の過剰投与で APTT が延長するのは稀であるが、腎障害患者、または認知症の高齢者が間違えて大量に服用する可能性もあるので、腎機能と認知機能を確認する。

検査

- APTT 延長をみたら、まずは再検査を行う。ヘパリンロックをしている患者では肘から静脈採血を行い、APTT が正常化すれば、カテーテル内のヘパリン混入が原因であったと診断できる。
- 後天性血友病 A は、第Ⅷ因子活性低値、第Ⅷ因子インヒビター陽性となる。
- 抗リン脂質抗体症候群は、抗リン脂質抗体が陽性となる。凝固因子の欠乏とインヒビターのあたりをつける APTT の**クロスミキシング試験**は、後天性血友病 A と抗リン脂質抗体症候群のスクリーニング検査として有用である。

鑑別診断

- 出血症状の有無から鑑別診断を進める。APTT が本当に 150 秒に延長していれば、全身の紫斑や口腔内に出血傾向を認めるはずである。また、採血後の止血が困難となり、穿刺部位を 10 分間押さえても止血できない、もしくは静脈内留置カテーテルの皮膚穿刺部位からじわじわと出血することもある。
- 反対に、全く出血傾向がなければ、カテーテル採血によるヘパリン混入が最も疑わしい。
- ヘパリン混入がなく、APTT の延長が本物で、血栓症を合併していれば、抗リン脂質抗体症候群を疑う。

治療

- ヘパリン混入による APTT 延長であれば、採血時のヒューマンエラーであり治療は不要である。ヘパリンロック時の採血のコツを担当者にアドバイスして再発防止を図る。特に新人看護師は、体調の悪い患者から余分に採血することに抵抗感があるが、カテーテル内の血液を十分に捨てることがポイントである。

- ヘパリン過剰投与による APTT 延長は、中和剤の**プロタミン**を投与する。
- DOAC の半減期は 1 日以下と短いため、出血傾向がなければ服薬中止により APTT は速やかに正常化する。DOAC 中和薬は海外で実用化されているが、国内では開発中である。

専門医に紹介するタイミング

- 血栓症を伴う抗リン脂質抗体症候群は、膠原病の専門医を紹介する
- 抗リン脂質抗体症候群による不育症は、産婦人科医を紹介する。

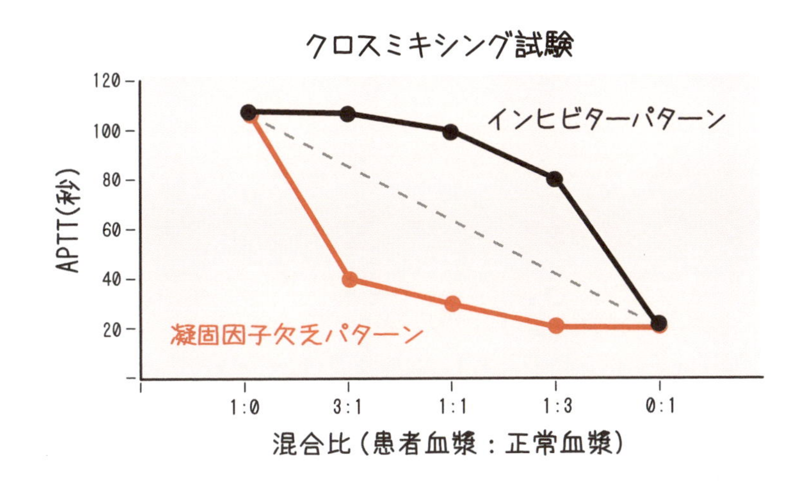

APTT 延長が凝固因子の低下によるものか、凝固阻害物質(インヒビター)によるものかをスクリーニングする検査です
患者血漿
正常血漿
色々な割合で混合して凝固時間を測定します

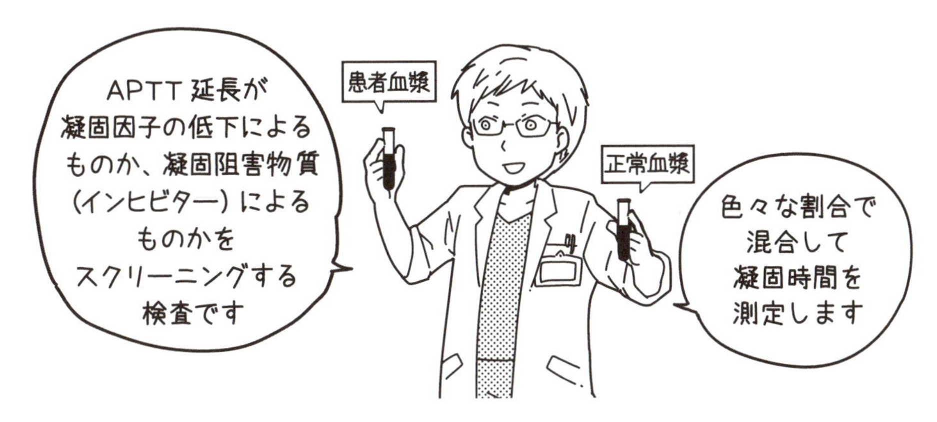

習慣性流産

- 3回以上繰り返す流産は、抗リン脂質抗体症候群を疑う。
- 動静脈血栓症と流産、早産を合併する。
- APTT は延長する。
- ループスアンチコアグラント、抗カルジオリピン抗体、抗β_2GP1 抗体の少なくとも 1 つが陽性となる。

- **抗リン脂質抗体症候群**（antiphospholipid syndrome：**APS**）は、血中に抗リン脂質抗体が検出され、動静脈血栓と妊娠合併症（流産、早産）を特徴とする症候群である。原因は不明であるが、抗リン脂質抗体が血小板、血管内皮、単球を活性化して、血栓を起こすと考えられている。女性に多く、国内の患者数は約 1 万人と推定される。
- 基礎疾患がない特発性と、全身性エリテマトーデス（SLE）などがある続発性に分類される。

診察のポイント

- 急性期には、脳梗塞、静脈血栓塞栓症（肺梗塞、深部静脈血栓症）、急性心筋梗塞などを合併する。妊娠合併症として、3 回以上の自然流産（妊娠 10 週未満）、原因不明の胎児死亡、早産などが知られている。

検査

- 抗リン脂質抗体により、APTT が延長する。抗リン脂質抗体には色々あるが、保険適応の**抗カルジオリピン抗体**、**抗β_2GP1 抗体**か、**ループスアンチコアグラント**の少なくとも 1 つが陽性となれば良い。すべて陽性であれば、診断の確度は高い。
- APS に伴い血小板が減少する場合、**APS 関連血小板減少症**と呼ぶ。

鑑別診断

- 若い女性の血小板減少症として、免疫性血小板減少症（ITP）との鑑別診断が必要となる。**習慣性流産**などの妊娠合併症があれば、臨床的に APS を強く疑う。さらに、血栓症の既往と抗リン脂質抗体が陽性であれば、診断がつく。

- 血栓症の既往がなく、抗リン脂質抗体が1種のみ陽性で軽症の血小板減少の場合、ITPとAPSの鑑別診断は困難であり、臨床経過を観察する必要がある。
- APSの診断基準では、抗リン脂質抗体とループスアンチコアグラントは12週間以上の間隔をあけて2回以上検出されることと規定があるが、APSの急性期治療において12週も待つことはできない。合併した血栓症の加療を進め、確定診断は後回しにして良い。

治療

- APSを副腎皮質ステロイドで治療しても効果はない。合併症の動脈血栓症には抗血小板薬、静脈血栓症には抗凝固薬を投与する。APSによる習慣性流産に対して、未分画ヘパリンの家庭注射は保険適応である。

専門医に紹介するタイミング

- 習慣性流産については産科医が原因精査を行い、APSと診断された妊婦に未分画ヘパリンを処方することが多い。ワーファリンは催奇形性があるため、妊婦には禁忌である。

標的抗原
リン脂質結合蛋白
(β2GP1など)
抗リン脂質抗体
抗カルジオリピン抗体
抗β2GP1抗体
ループスアンチコアグラント
繰り返す流産
APTT延長
血小板減少
APTT延長=出血性疾患だけじゃない!
血栓ができる!

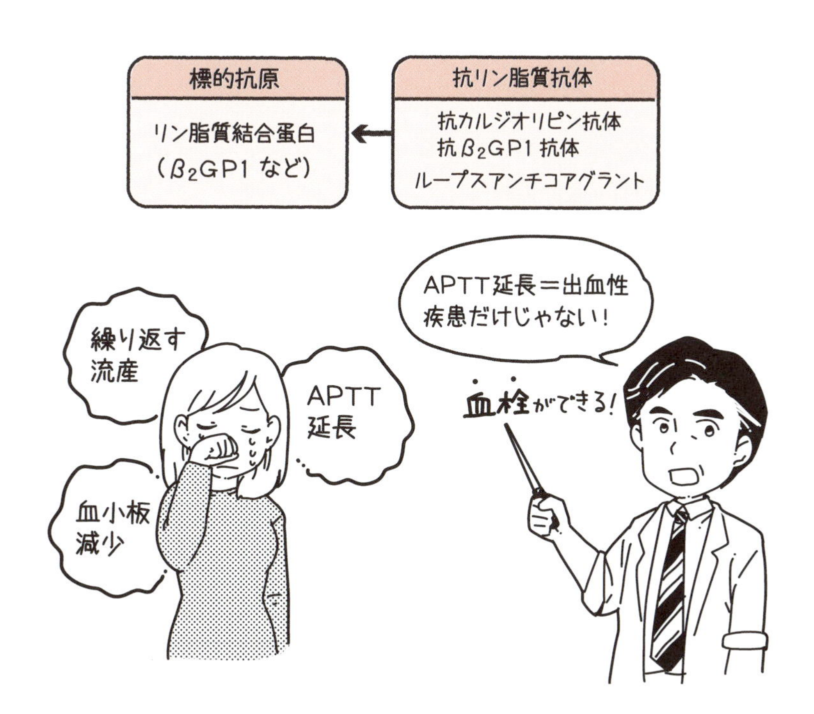

輸血の豆知識

- 赤血球輸血は、Hb 7g/dL以下で行う。
- 血小板輸血は、血小板1万/μL以下で検討する。骨髄異形成症候群や再生不良性貧血のような慢性的な血小板減少では5,000/μLを輸血開始基準にしても良い。
- DICは出血予防のため、血小板5万/μL以下で血小板輸血を行う。
- 新鮮凍結血漿輸血はAPTT 2倍以上、PT-INR 2以上、FNG 150 mg/dL以下で行う。

- 輸血用血液製剤はすべて国内の献血から作られており、貴重な医療資源である。平成30年に厚生労働省から『血液製剤の使用指針』が公表され、適正使用が求められている。

輸血の開始基準

- 輸血の開始基準は、Hb 7g/dL、血小板1万/μLが目安となる。患者の年齢、活動量、合併症の有無により、治療の目標値を変更してよい。例えば、心不全があり活動性が高い患者は、Hb 9g/dLにすると生活が楽になる。
- 多くの患者で血小板数1万/μLあれば、深部出血を回避できる。ただし、抗凝固薬や抗血小板薬の服用が必要な患者では、血小板数5万/μL以上にすれば深部出血の合併リスクを減らせる。あるいは、出血リスクのある薬剤を中止すれば、無理に血小板数を増やす必要がなくなる。
- DICでは血小板数5万/μL、血清フィブリノーゲン150mg/dL以上を保つよう**血小板製剤**と**新鮮凍結血漿**（**FFP**）を輸血する。FFPの適応は、複数の凝固因子を欠乏する状態（DIC、肝不全など）である。
- ビタミンK拮抗薬（ワルファリンなど）に伴う出血傾向には、**ビタミンK_2製剤**を投与すれば約1時間で出血傾向は改善する。ワルファリン過剰投与に伴う脳出血に対して緊急手術が必要な場合、FFPではなく**プロトロンビン複合体製剤**（ケイセントラ® など）を用いる。

血小板輸血を回避すべき疾患

- 血栓性血小板減少性紫斑病（TTP）とヘパリン起因性血小板減少症（HIT）は血小板数が減少するが、血小板輸血は病勢を悪化させる懸念があり、行わない。免疫性血小板減少症（ITP）による重篤な出血に対しては、血小板輸血を行う。

輸血の速度

- 赤血球製剤、血小板製剤、FFP の輸血速度は 1mL/ 分で開始、15 分後に問題がなければ 5mL/ 分に変更する。赤血球製剤 2 単位であれば、約 90 分で終了する。

輸血の効果判定

- 赤血球製剤 2 単位を輸血すると、Hb は 2g/dL 改善する。
- 血小板製剤 10 単位で、血小板は約 3 万/μL 増加する。
- FFP 4 単位（480mL）輸血により、凝固因子活性は約 30％増加し、APTT、PT-INR、FNG 値が正常化することが期待される。臨床現場では、消化管出血、DIC、発熱による血小板の消耗などがあり、期待値に及ばないことが多い。

血小板輸血が無効なとき

- 血小板輸血を頻回に行うと、DIC や発熱など血小板数を減らす原因がないのに血小板数が増えなくなることがある。これは**抗 HLA 抗体**による**血小板不応状態**である。院内の輸血センターを通じて、日本赤十字血液センターに患者血清中の抗 HLA 抗体の検査を依頼する。抗 HLA 抗体が陽性と判明したら、HLA 一致血小板製剤を依頼する。ただし、製剤の特殊性（HLA 一致ドナーの負担が大きい）ことから入手は難しく、緊急の製剤取り寄せはできない。

終末期における輸血

- 『血液製剤の使用指針』に、「終末期の患者に対しては、患者の意思を尊重しない延命措置は控える、という考え方が容認されつつある。輸血療法といえども、その例外ではなく、患者の意思を尊重しない投与は控える」との記載がある。

専門医に紹介するタイミング

- 輸血について困ったことがあれば、院内の輸血部の医師または検査技師に相談する。さらに高度な内容は、日本赤十字血液センターに相談する。

索引

コ

サ

シ

ス

セ

ソ

タ

チ

テ

ト

ナ

ニ

ネ

ノ

ハ

ヒ

フ

ヘ

索引

ホ

マ行

ヤ行

ラ行

ワ

欧文

レジデントのための血液教室

定価（本体4,000円+税）

2019年 8月 5日 第1版
2019年 9月 2日 第1版2刷

著　者　宮川義隆

発行者　梅澤俊彦

発行所　日本医事新報社　**www.jmedj.co.jp**
〒101-8718　東京都千代田区神田駿河台2-9
電話 03-3292-1555（販売）・1557（編集）
振替口座 00100-3-25171

挿　絵　かみじょーひろ

DTP　ライブコンタクト（渡瀬 晃）

装　幀　Malpu Design（陳 湘婷）

印　刷　ラン印刷社

ISBN978-4-7849-4842-0

電子版の閲覧方法

巻末の袋とじに記載されたシリアルナンバーで、本書の電子版を閲覧できます。

手順① 弊社ホームページより会員登録（無料）をお願いします。
（すでに会員登録をしている方は手順②へ）

会員登録はこちら

手順② ログイン後、「マイページ」に移動してください。

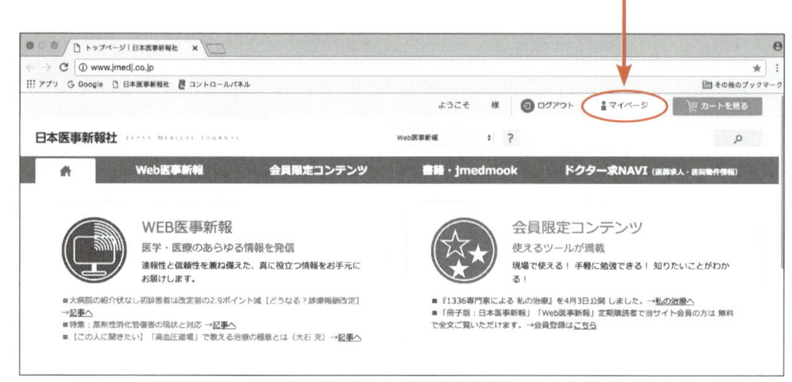

手順③ 「会員限定コンテンツ」欄で、本書の「SN登録」をクリックしてください。

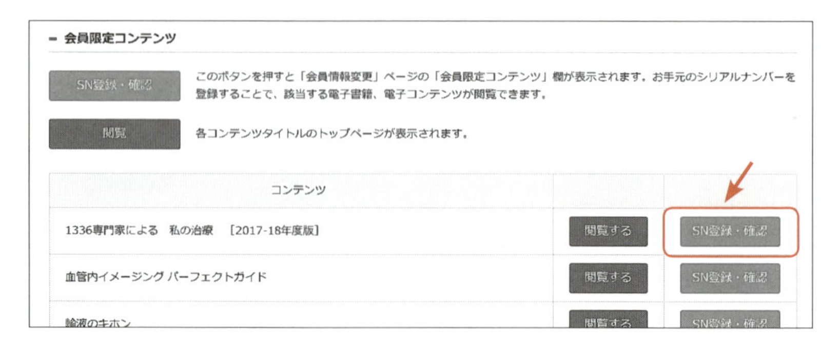

手順④ 次の画面でシリアルナンバーを入力し、「確認画面へ」をクリックしてください。

手順⑤ 確認画面で「変更する」をクリックすれば登録完了です。以降はマイページから電子版を閲覧できます。

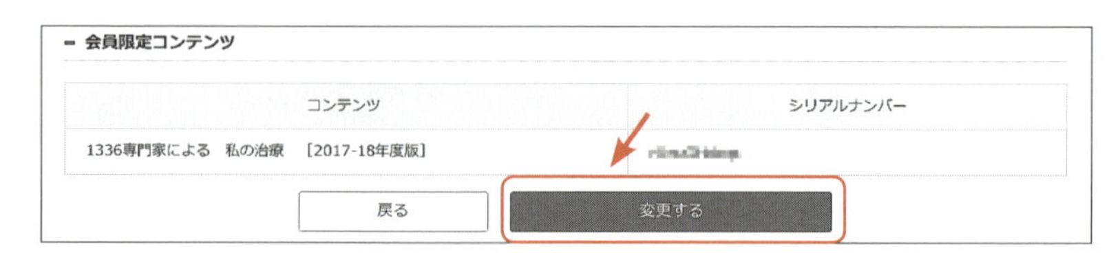